BOOK

新自然主義

BOOK

新自然主義

獻給：不想當邊緣人的你！

發揮亞斯特質，在職場、情場化阻力為助力的輕鬆小心機

精神科醫師，醫學博士
司馬理英子 著　胡慧文 譯

前言

在職場上，總是處處碰壁而感到心灰意冷？

人際關係上，不是與人衝突紛爭不斷，就是無法融入群體，好像走到哪裡都格格不入？

溝通不良更是折磨人，聽不懂對方的言外之意，也無法傳達自己的心情感受？

「你好歹看一下人家的臉色！」「拜託你說話看場合！」「你就不能和別人多協調一下嗎？」

老是挨罵的你，真不知該怎麼辦才好，自己到底哪裡做錯了？

「我為何如此惹人嫌？」「為什麼別人都沒事？」

滿腹疑惑的你，其實已經逼近本書的關鍵核心——亞斯伯格症候群。

具有亞斯伯格症候群的人，往往表現出以下五大特徵：

＊為人際關係所苦
＊與人溝通不良
＊無法理解別人的心情感受
＊固執不知變通
＊對外界過度敏感

本書針對亞斯伯格症候群的三種主要症型表現，設定三位主角，透過他們的「角色扮演」，傳授亞斯人每天在職場上待人處事的一級戰略。

司馬診所院長　司馬理英子

註：具有亞斯伯格症候群特質的人，全書簡稱亞斯人。

Contents

《獻給：不想當邊緣人的你！》

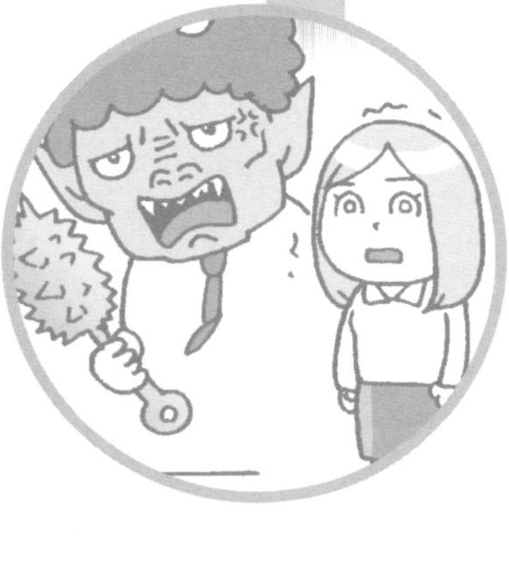

Chapter 1

Chapter 2

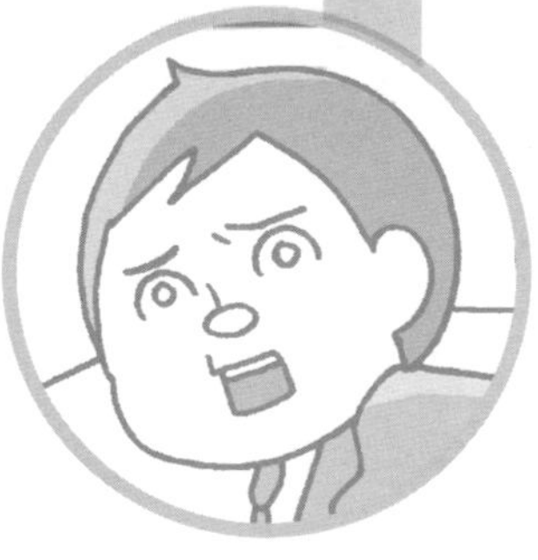

Chapter 3

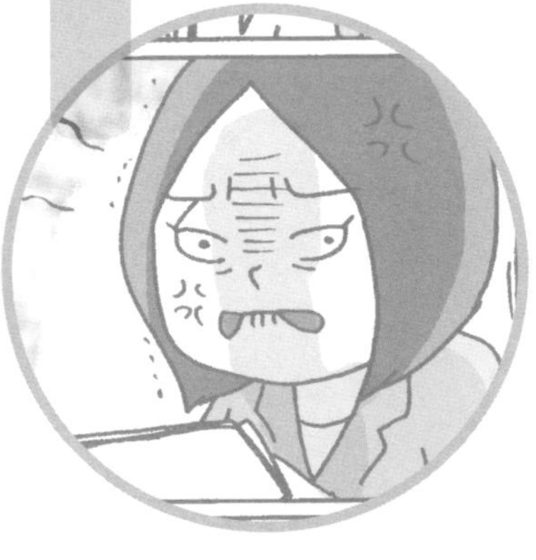

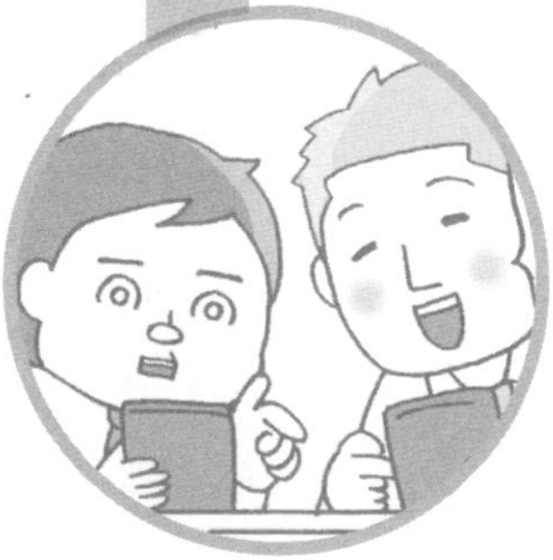

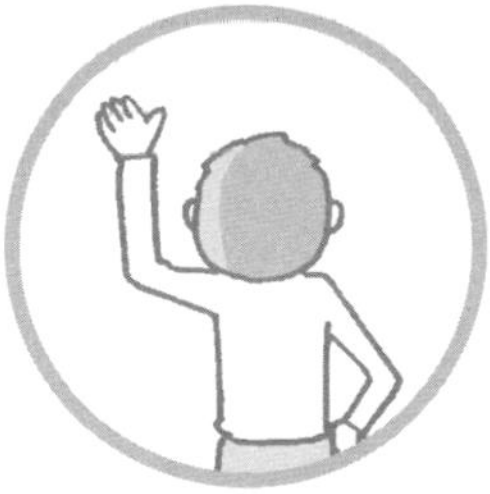

Chapter 5

●本書隨時舉辦相關精采活動，請洽服務電話： 02-2392-5338 分機 16。
●新自然主義書友俱樂部徵求入會中，辦法請詳見封底折口 QR Code。

推薦序1

亞斯其實是「情緒辨識系統」錯置

亞斯屬於泛自閉症族群，主要有兩特徵：社會溝通困難及固著行為。造成這兩者現象的根源，是天生的生理限制讓「情緒辨識系統」錯置，以致亞斯人在情境當下無法判讀與情緒相關的內隱訊息，無法拿情緒線索推敲延展對方意思。

常見的有：「（使眼色）你眼睛怎麼了？」、「你說便宜一點，可以把價錢講清楚嗎？」、「你要我無條件支持你？不可能，我不能保證無時不刻……」這些就事論事不論交情、強調字詞準確性的對話，常讓人感覺受傷，當我們表示困惑，亞斯人也對我們一頭霧水。

亞斯人情緒初期像是拖油瓶，感覺到卻不能理解，是雜音般的干擾；後期它大器晚成，他恍然大悟，已來不及挽回當初的誤解，空留懊悔。人是理性及感性兼具的生物，少了情緒辨識，亞斯人與我們就像來自不同星球，各自使用各自的規則在溝通，彼此會錯意。

在社區心理諮詢時，我常遇見有亞斯特質的成人，在社會人際與情緒表現上有無以名狀的阻礙，但又還沒達到疾病的診斷標準。

成人亞斯與兒童亞斯大不相同，他們有一定程度的社會化，優勢邏輯規則，能發展屬己的生存之道，與一般人沒有不同。然而，因對亞斯特質缺乏自覺，當他們發現自己和別人不一樣，卻找不到確切原因時便會極端解釋，一是認為自己個性真的很糟，沒人喜歡；另一是憤世嫉俗，覺得人們善變、欠缺原則，跟誰都合不來。

亞斯們帶著對自己的不解與誤解，往往面對職場工作與關係經營的難題，因為，沒有人真正想要孤單。

我在實務現場要講解亞斯特質與無以名狀的阻礙是來自生理、心理到行為的社會意義所致，得費上不少唇舌，且也不一定被買單。我個人也愛畫漫畫，而本書以漫畫輕鬆解決了前述的繁瑣，很佩服作者以易懂的視覺圖像，貼近生活的職場劇情，簡單明瞭點出社交困境、類型特徵及因應處方簽。

對亞斯人來說，知道真正的自己是誰是很有力量的，能依從己心重新學習，並妥善運用優缺點。

對想要瞭解亞斯的人來說，本書也設計了一個角色範例供我們參照對話，知道亞斯人的自我中心與白目不是自私不是刻意，只是單一指向與單純，我們就能多點心平氣和、耐心理解，即使彼此來自不同星球，也能共鳴交流。

資深社區諮商心理師

林仁廷

推薦序2

讓亞斯人的潛能綻放出來

內向性格的人約佔二十五%，亞斯特質粗估十%，這比例或許是幾萬年來人類演化的結果。當人類維繫在十幾人或二、三十人的小群體時，群體裡公關、社交能力強的人多，就比較有機會透過外交、結盟聯合其他群體，奪取資源、壓迫被孤立的小團體。

但族群裡不能沒有亞斯人。亞斯人擅長追蹤獵物、觀察星象與潮汐、馴化水果穀物發展農耕。打磨石器、青銅器、鐵器的過程裡，亞斯人可能也有很大貢獻。

農業時代的亞斯人可以固守農耕、木工的行業，一輩子不需要跟太多人打交道。現代社會不一樣，要如何讓亞斯人的潛能發揮出來，不要夭折在有許多「潛規則」與複雜人際互動的職場？這是二十一世紀的重要課題，也是《獻給：不想當邊緣人的你！》這本書的重點。

多數亞斯人對於強調規則、數字、SOP的工作，往往可以處理得比同事更快更好，更有持續力與耐性，可以按照工作需求反覆進行一樣的動作與檢查。亞斯人常會不顧其他人情面直率地把內心想法說出來，雖然會得罪人，有時卻能因此避免公司犯下大錯，找出系統運作的問題。

台灣除了少數科技業大公司外，恐怕還很少企業主會為了亞斯人改善招募與訓練新人的流程。在一般微型產業裡，不會看臉色的亞斯人，很容易就會被排擠、會被老闆找個理由資遣。要改善這些人力資源的浪費，需要大家廣泛閱讀、流傳講「成人亞斯」的書。

這本書裡說的「被動型」、「異常積極型」、「孤立型」、「形式固著型」，可以協助我們辨認職場、團體與學校裡會遇到的亞斯人。但要注意的是，同一個亞斯人會在人生不同階段、或在處理不同事情時，出現不同的形態。或者說，這四個形態，是普遍存在多數亞斯人身上。如果你長期觀察某個人（或自己），發現這四種行為模式佔據這個人生活的大部分，就可以推測這應該是一位「亞斯人」了。

對亞斯特質的察覺是越早越好，父母、老師、朋友與個案自己，才能夠及早規劃人生，不要硬走到不適合亞斯特質的方向。企業裡最好能安排如書裡鬼崎課長的「導師」(mentor)，協助亞斯特質的新人適應職場。而身為讀者你能做的最好的事情，是把這本簡單好讀的書，介紹給你所有在企業擔任主管的朋友（本文作者著有《我與世界格格不入：成人的亞斯覺醒》與《這世界需要亞斯：亞斯人的特殊能力與工作調適》）。

《我與世界格格不入》作者與醫師作家

陳豐偉

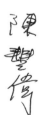

推薦序3

亞斯長大後的挑戰與調解

從台大政治系畢業後，我的工作包含大量人際關係的處理。在我兒子（Wayne）出生後，原本志得意滿的人生開始烏雲密步—兒子被確診為亞斯伯格症，妻子無法再與我共同生活，為了陪伴與照顧他，我重新學習與研究「人際關係」、「社交生活」和社會的相處之道。本書作者精神科醫師司馬理英子，以他的專業介紹了亞斯伯格並進一步解析，這本書對我來說是一本當 Wayne 逐漸長大準備踏入社會後，我也必須與時俱進的教科書。

書中的三位主角，山本久美、高村麗子、間宮悠人，是三種不同類型的亞斯人，書中生動的漫畫，將真實的情境描摹出來。我們每一個人都有不同的腦袋，也都有不同的特色，而書中司馬理英子醫師提供的實用建議，就是透過一些協助方法，讓不同類型的亞斯都能夠在社會適應能力上有所提升。我相信每一個人的生命當中，都有著無限的潛能，不過要將其完整的開發是有方法的，也是我跟 Wayne 共同的學習。

日本人對於知識整理，提供實際的分類與方法，讓知識更容易被吸收。書中最讓我有感觸的一段，是談到亞斯伯格的情緒認知。人類本能在面對不安全感時，必定會有恐懼感，多多少少都會影響到自己。然而當亞斯伯格症的患者，在透過學習慢慢知道有這些認知時，也會加深對於這種不安全感的理解。

面對與人溝通的環節上，若是因為對方的情緒無法被理解時，亦會加深亞斯內心深處的恐懼，造成壓力感，產生需要克服的障礙。

開始進入社會大熔爐後的亞斯人，遇到的障礙肯定和你我不同，但與你我無異的是「人必自助，而後人助」。雖然和亞斯人相處，經常讓彼此都傷透腦筋。然而扭轉先天劣勢，循序漸漸嘗試自我改造，第一步從「好好打招呼」和「附和回應」這兩大絕招開始，留給人好印象，可以讓日常生活變得更平順自在。

持續的修正與調適，找出更多的方法，去調節自身面對外在人際關係與社交生活，是我和Wayne一起面對的人生課題。也很高興《獻給：不想當邊緣人的你！》此書的出版，讓我多了一本非常實用的教科書，可以好好鑽研與對照。

《生命中的美好陪伴》暢銷書作者

黃建興

人物介紹

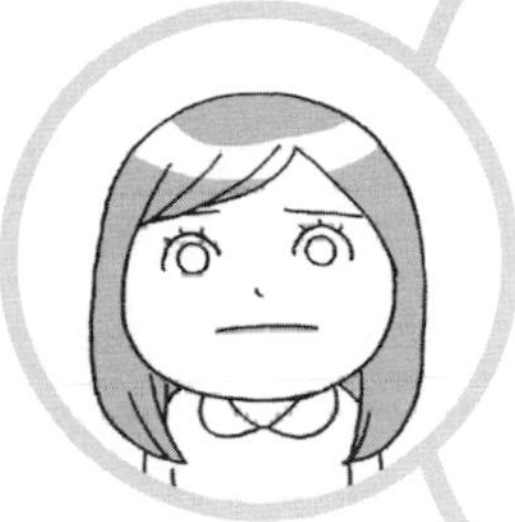

山本美久（26 歲）

個性內向的文書職員。喜怒哀樂不形於色的被動型亞斯人。拙於處理人際關係，於公於私都窒礙難行。

多虧了新來的上司鬼崎課長，她才知道自己原來是亞斯人，並學習改善自己的症狀。

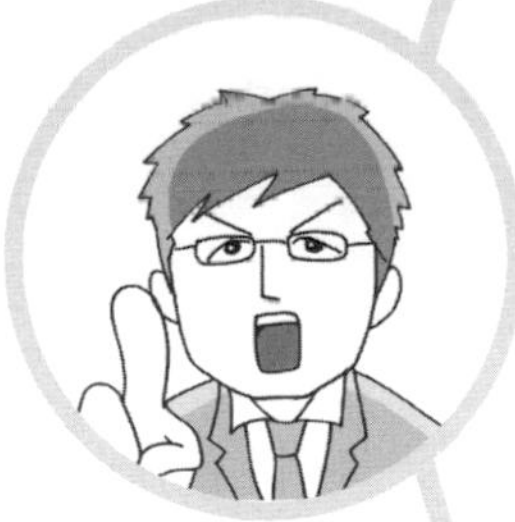

鬼崎課長（35 歲）

美久等人新來的頂頭上司。為人和「鬼」字號的姓氏正好相反，是一位溫厚明理的人。不知為何，他對亞斯人的特性瞭如指掌，輔導美久等患有亞斯伯格症候群的下屬特別有一套。

在他的循循善誘之下，美久等三名亞斯人大有長進。有一個妹妹。

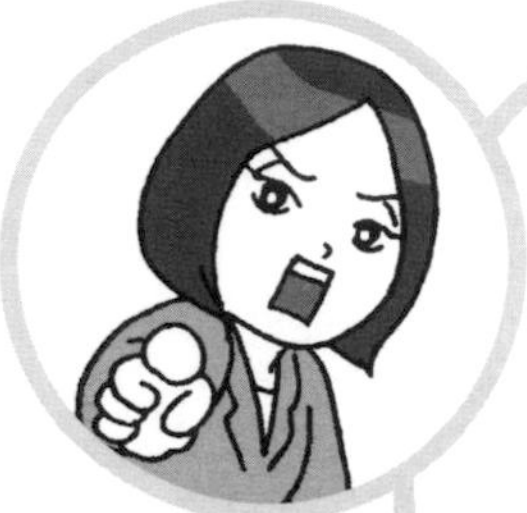

高村麗子（32 歲）

美久的職場前輩。行事積極，工作表現出色，卻是不聽人言的異常積極型亞斯人。總是被做事不得要領的美久，和我行我素的悠人，氣得半死。

急於擺脫小姑獨處的命運，雖然積極參加相親活動，但總是事與願違。

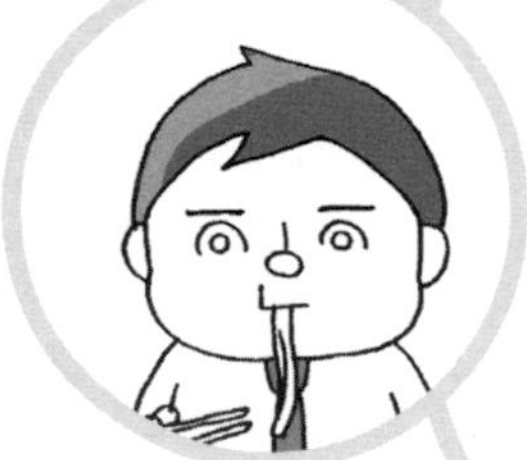

間宮悠人（22 歲）

美久的職場晚輩。人稱「我行我素的悠人」，是完全無視於他人的孤立型亞斯人。高度專注在自己的目標，不知互動協調為何物。

喜歡手遊「怪獸危機」（monster crisis），一談到這個遊戲就滔滔不絕。

編註：亞斯伯格症是由奧地利的漢斯・亞斯伯格（Hans Asperger）在 1994 年發表的研究，直到 1980 年代由英國的溫恩（Lorna Wing）再度發現，亞斯伯格症才逐漸的廣為人知；位在自閉症光譜上的亞斯伯格症，曾被歸類為「高功能自閉症」，最新的美國精神醫學會不再將自閉症、亞斯伯格症明顯區分與分類，而視為具有連續性的相關症狀。

開場白

莫非，我是亞斯人?!

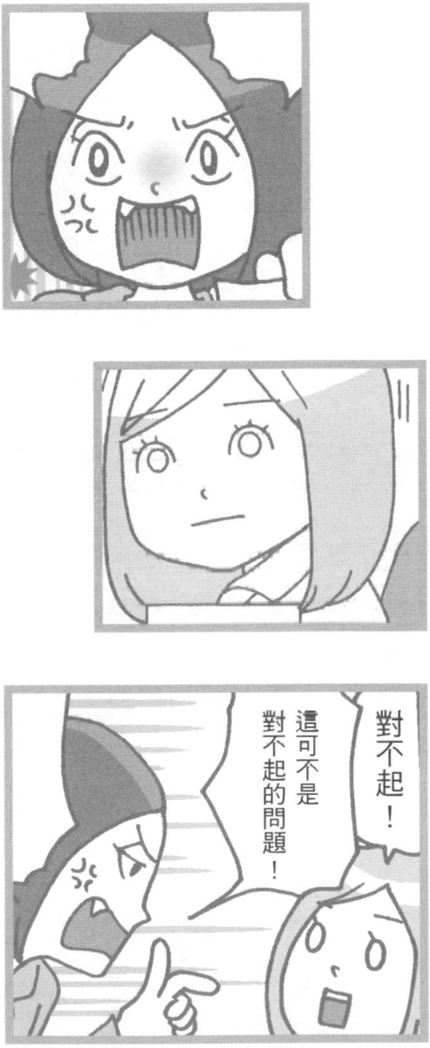

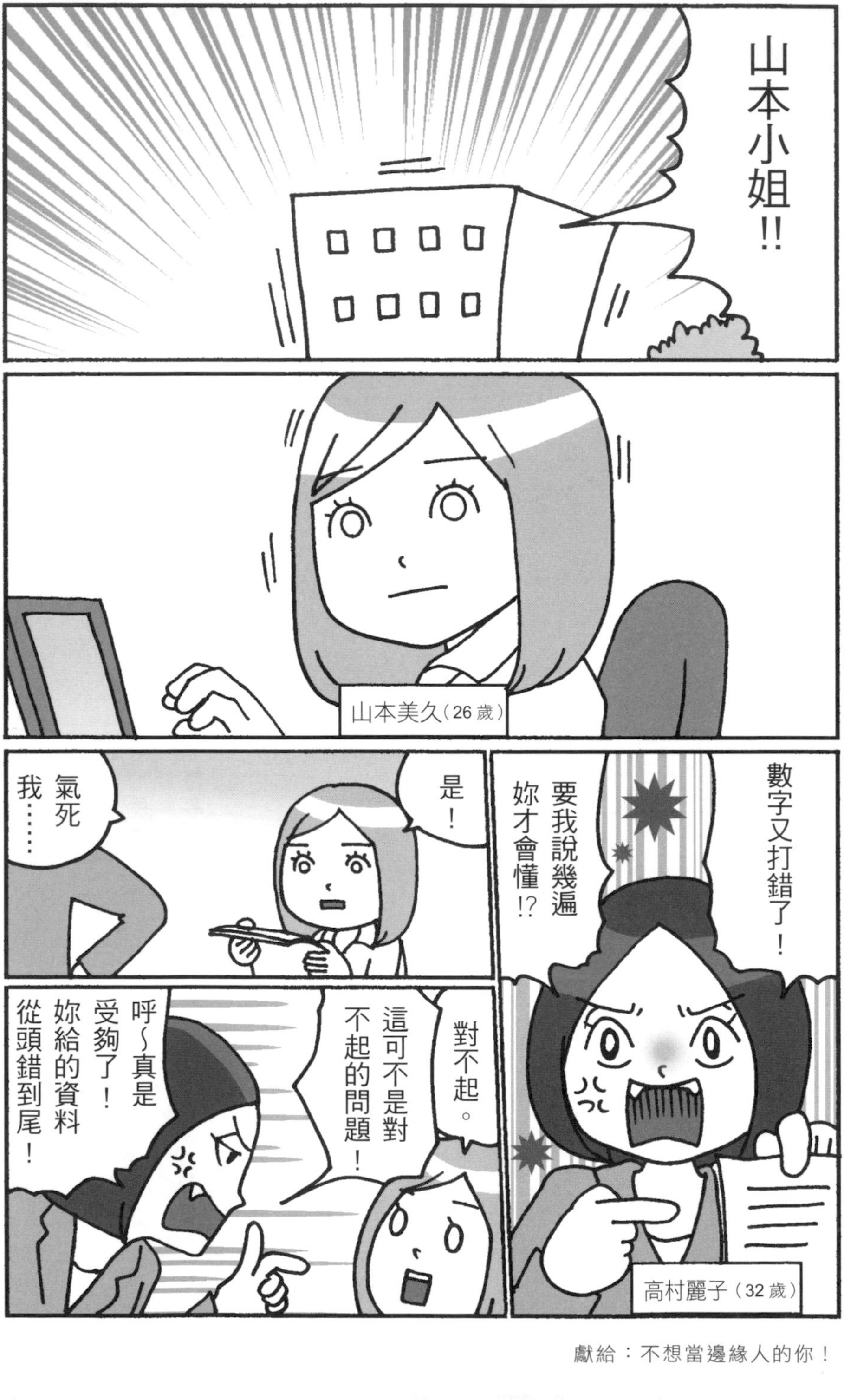
山本小姐!!
山本美久（26歲）
數字又打錯了！
要我說幾遍妳才會懂!?
高村麗子（32歲）
是！
氣死我……
對不起。
這可不是對不起的問題！
呼～真是受夠了！妳給的資料從頭錯到尾！

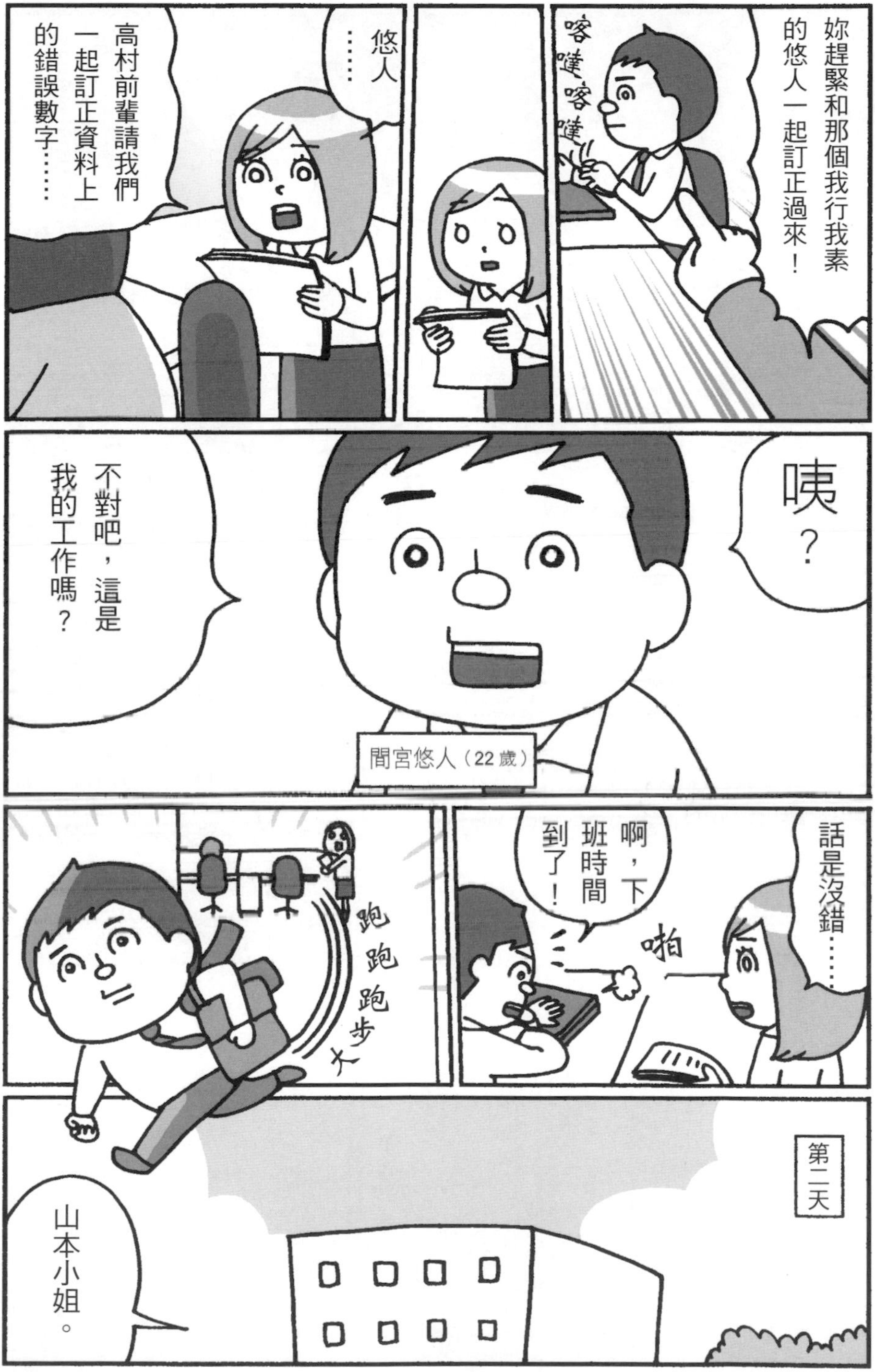
妳趕緊和那個我行我素的悠人一起訂正過來！
喀噠喀噠
悠人……
高村前輩請我們一起訂正資料上的錯誤數字……
咦？
不對吧，這是我的工作嗎？
間宮悠人（22歲）
話是沒錯……
啊，下班時間到了！
啪
跑跑跑
大步
第二天
山本小姐。

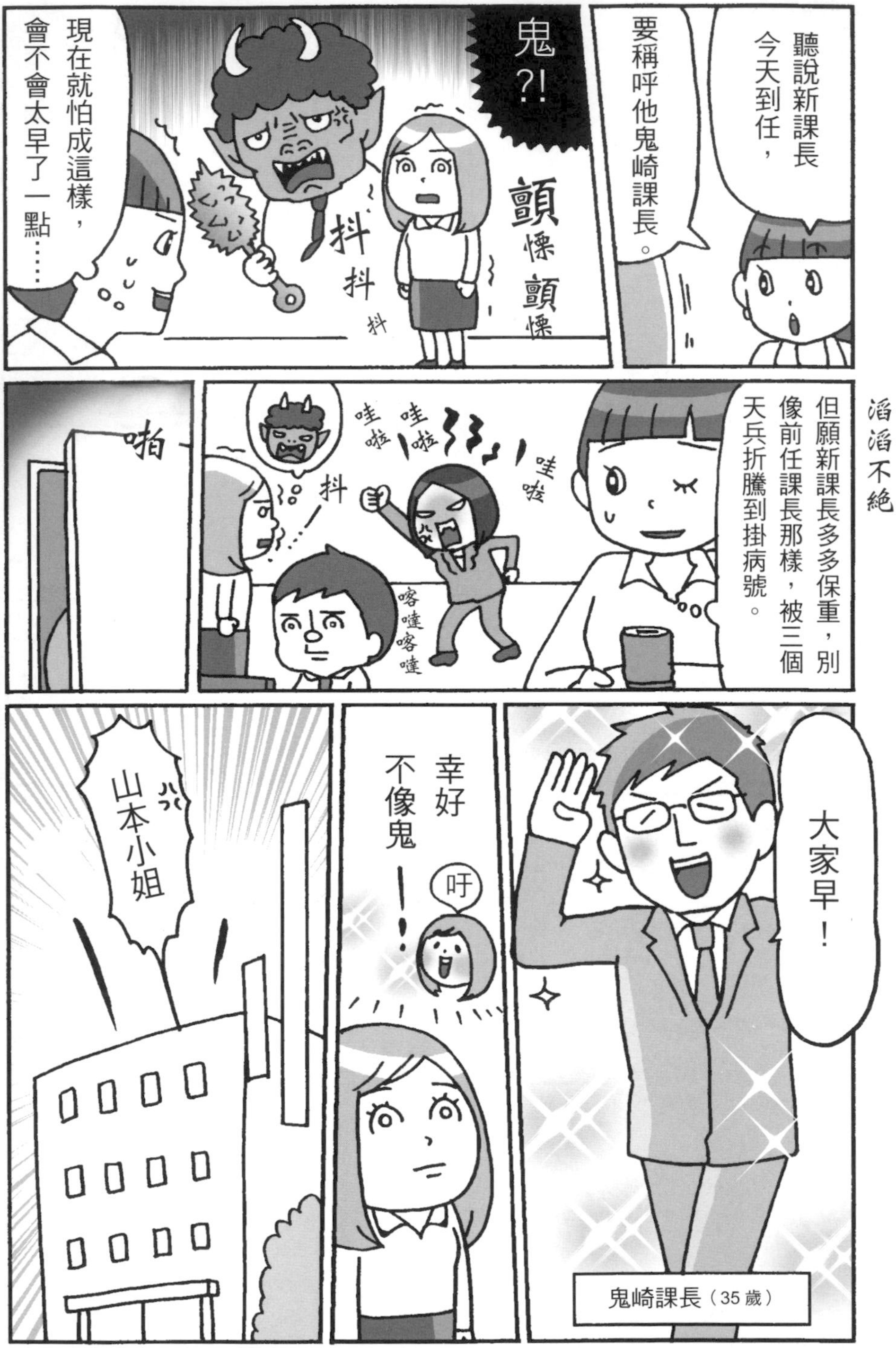
聽說新課長今天到任，
要稱呼他鬼崎課長。
鬼?!
顫慄顫慄
抖抖抖
現在就怕成這樣，會不會太早了一點……
滔滔不絕
但願新課長多多保重，別像前任課長那樣，被三個天兵折騰到掛病號。
哇啦哇啦哇啦
抖
喀噠喀噠
啪
大家早！
鬼崎課長（35 歲）
幸好不像鬼！！
吁
山本小姐

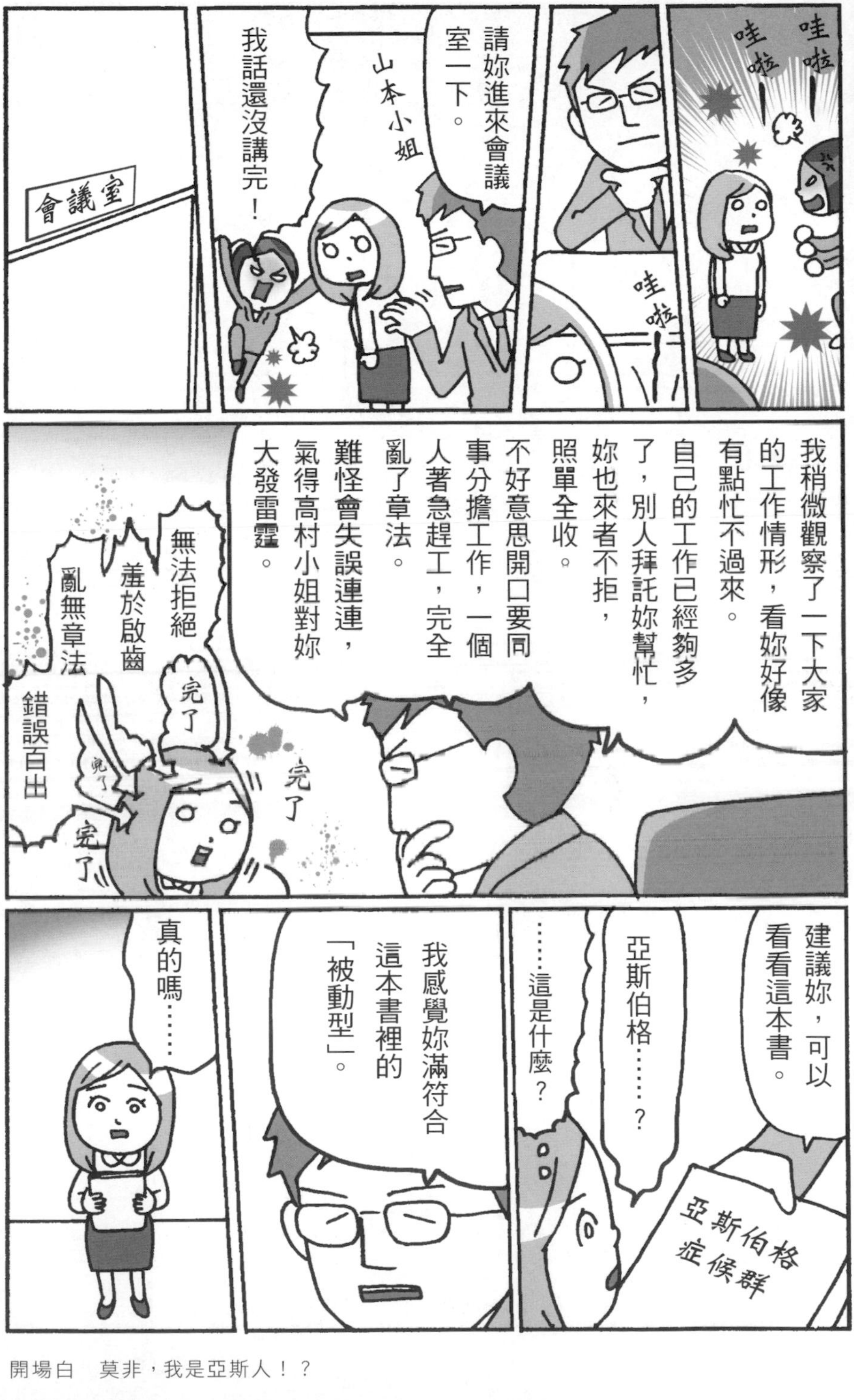
哇啦
哇啦
哇啦
請妳進來會議室一下。
山本小姐
我話還沒講完！
會議室
我稍微觀察了一下大家的工作情形，看妳好像有點忙不過來。自己的工作已經夠多了，別人拜託妳幫忙，妳也來者不拒，照單全收。不好意思開口要同事分擔工作，一個人著急趕工，完全亂了章法。難怪會失誤連連，氣得高村小姐對妳大發雷霆。
完了
完了
完了
完了
無法拒絕
羞於啟齒
亂無章法
錯誤百出
建議妳，可以看看這本書。
亞斯伯格……？
……這是什麼？
亞斯伯格症候群
我感覺妳滿符合這本書裡的「被動型」。
真的嗎……

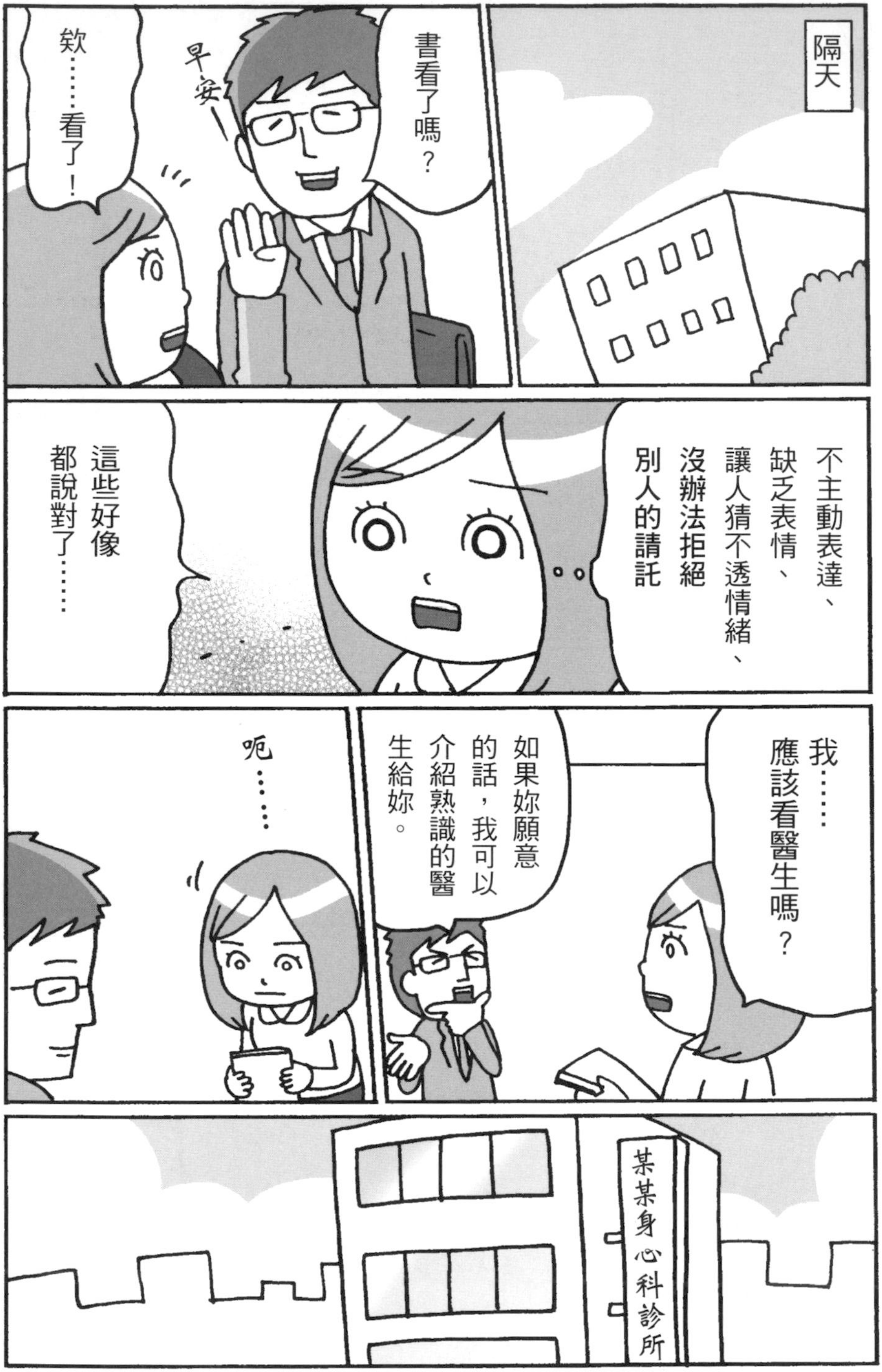
隔天
書看了嗎？
早安—
欸……看了！
不主動表達、缺乏表情、讓人猜不透情緒、沒辦法拒絕別人的請託
這些好像都說對了……
我……應該看醫生嗎？
如果妳願意的話，我可以介紹熟識的醫生給妳。
呃……
某某身心科診所

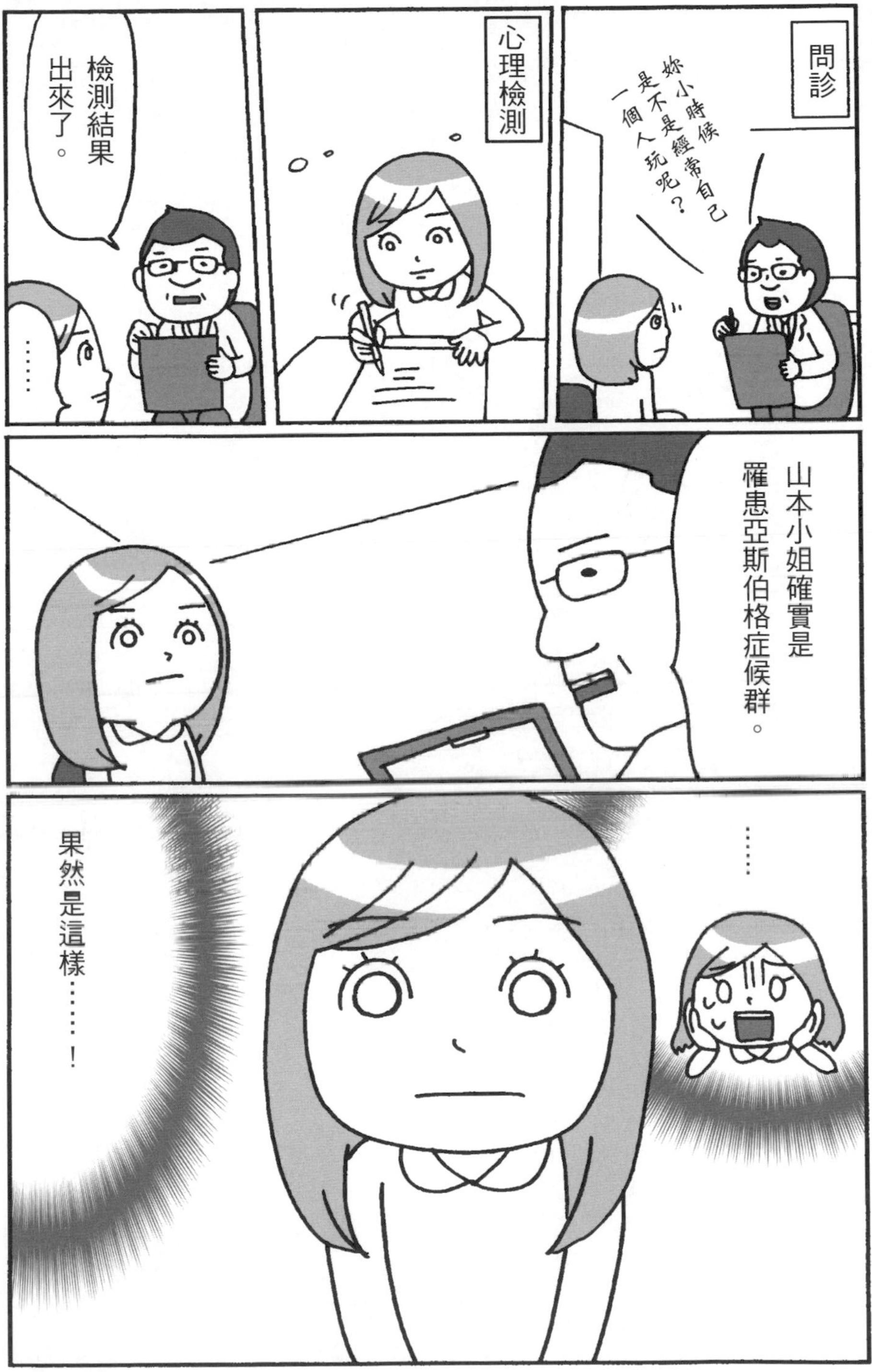
問診
妳小時候是不是經常自己一個人玩呢？
心理檢測
檢測結果出來了。
……
山本小姐確實是罹患亞斯伯格症候群。
……
果然是這樣……！

開場白

什麼是亞斯伯格症候群？

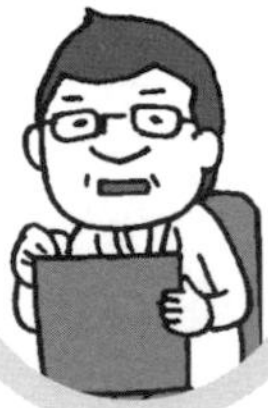

人際相處困難的一種發展障礙

對於「亞斯伯格症候群」（見第十六頁）一詞，想必大家近年來時有耳聞，至於這是個什麼樣的症狀，真正了解的人卻不多。

「亞斯伯格症候群」是發展障礙的一種。什麼是「發展障礙」？簡單說，「發展障礙」是指腦部的功能發展有所偏差。許多人在幼少時期就被發現，但也有不少人直到長大成人方才後知後覺。

發展障礙可以分為好幾種。ADHD（注意力不足過動症，全名為Attention Deficit Hyperactivity Disorder）的表現特徵是一刻都靜不下來，經常因為粗心大意而失誤連連，也無法乖乖排隊等待。

還有一種LD（學習障礙，全名為Learning Disabilities），表現特徵是儘管智力正常，但是在聽、說、讀、寫、算、運動的某一特定方面能力卻極端低下。

亞斯伯格症候群屬於「廣泛性自閉症障礙」（又稱自閉症譜系障礙，Autism Spectrum Disorders）的一種，亞斯人在人際相處和溝通能力上有困難，思想行為十分固著缺乏彈性。醫界過去以「有無語言發展遲緩現象」，來區隔自閉症與亞斯伯格症，但是如今的主流認知，已經不在兩者之間清楚區

發展障礙的種類

ADHD	注意力不足、多動障礙。容易分心，缺乏專注力，也會表現出無法安靜、缺乏耐心、不能等待、愛插隊等問題。
LD	學習困難。智力水準正常，但是在聽、 說、讀、寫、算等的某一特定方面能力極端低下。

自閉症譜系障礙

社會認知及人際溝通障礙。Spectrum 直譯為光譜，但其原意指的是「廣泛的連續體」（a wild continuum），依症狀表現的強度和性質，可分為好幾類，但基本上仍屬同一類型障礙。

亞斯伯格症候群：廣泛性自閉症障礙當中，沒有語言發展遲緩現象者。

自閉症：幼少時期伴有語言發展遲緩現象者。

※ 上述障礙也經常可見合併出現。

分，而是將兩者視為連續性的相關症狀。

成年亞斯人比兒童患者更辛苦？

不少亞斯人在小時候已經表現出十分頑固、愛發脾氣、經常與其他小朋友吵架等特徵，而被發現罹患亞斯伯格症候群。但也有一部分亞斯人，直到成年仍遲遲未被察覺。

就某種意義上來說，成年的亞斯人其實比兒童時期更加辛苦。孩提時代，即便人際溝通不良，幼兒園、學校的師長和家中的父母都會護著你，但是長大成人後，事情就沒這麼簡單了。

成年人得自己照顧生活，凡事自己作主，也必須自負成敗。一些在孩童時代染上的惡習與成年以後的誘惑，例如飲酒、賭博、借錢等是非通通都來了。

讀完本書後，懷疑自己「該不會是亞斯人」的讀者，請試著實踐書中的建議。萬一無法改善現況，不妨到身心科接受發展障礙檢測。

Chapter 1

你的心裡有譜嗎？

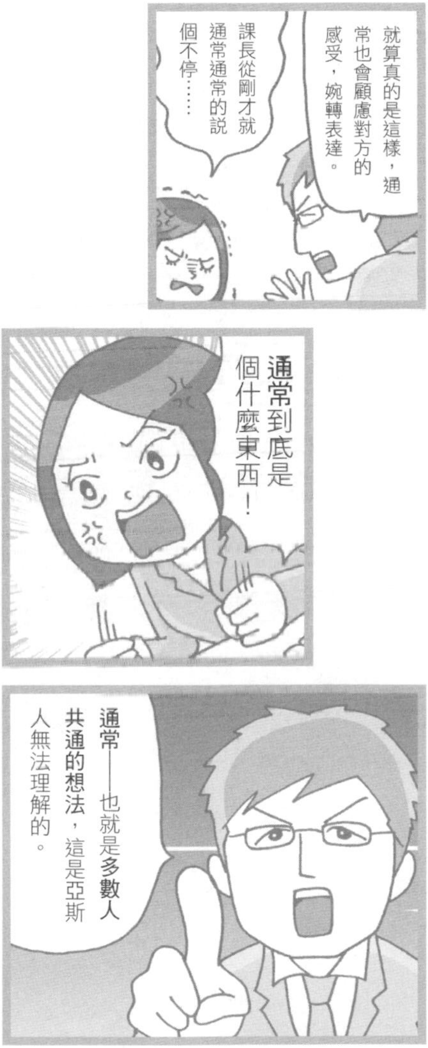
就算真的是這樣，通常也會顧慮對方的感受，婉轉表達。
課長從剛才就通常通常的說個不停……
通常到底是個什麼東西！
通常——也就是多數人共通的想法，這是亞斯人無法理解的。

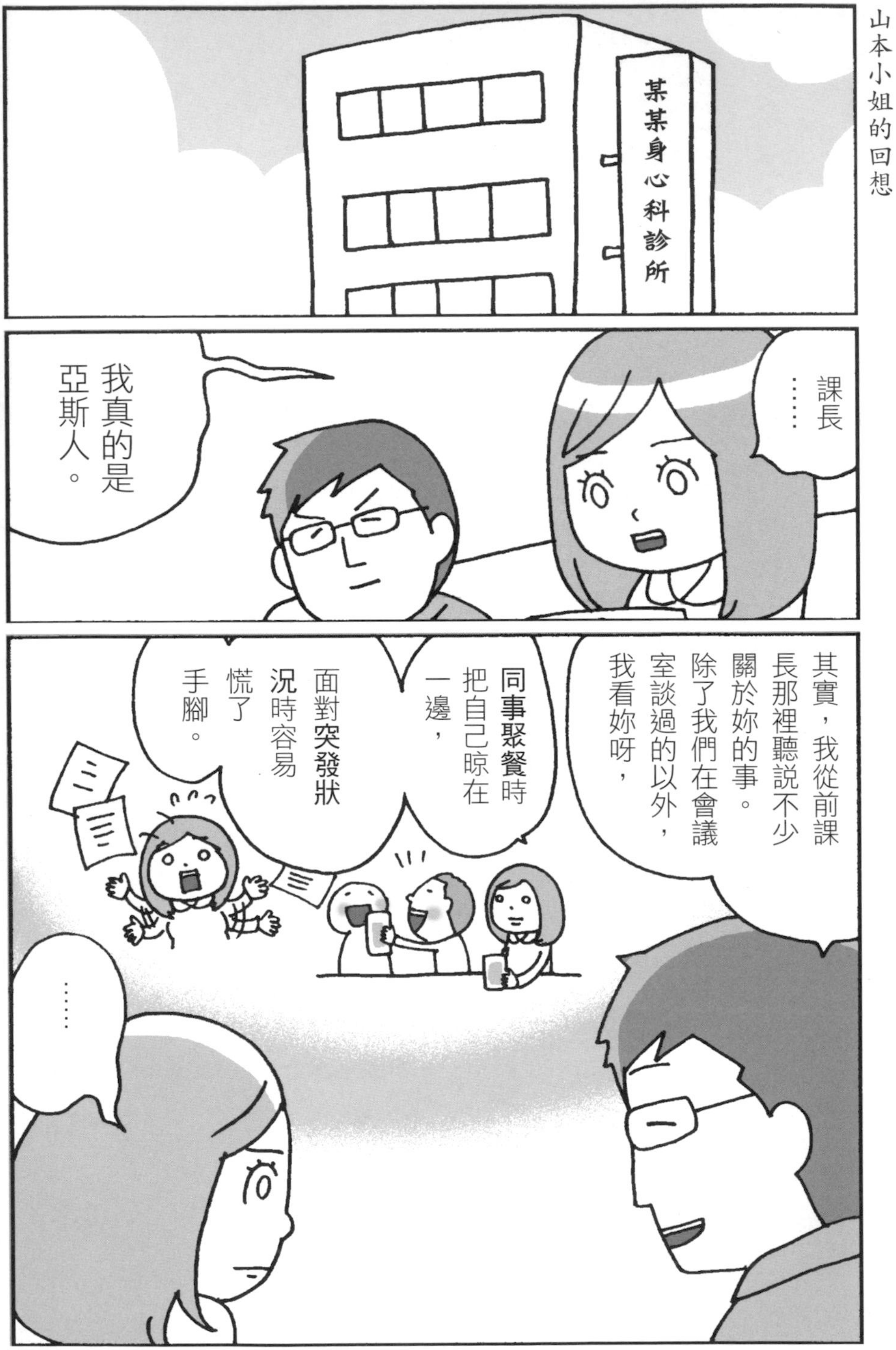
山本小姐的回想
某某身心科診所
課長……
我真的是亞斯人。
其實，我從前課長那裡聽說不少關於妳的事。除了我們在會議室談過的以外，我看妳呀，
同事聚餐時把自己晾在一邊，面對突發狀況時容易慌了手腳。
……

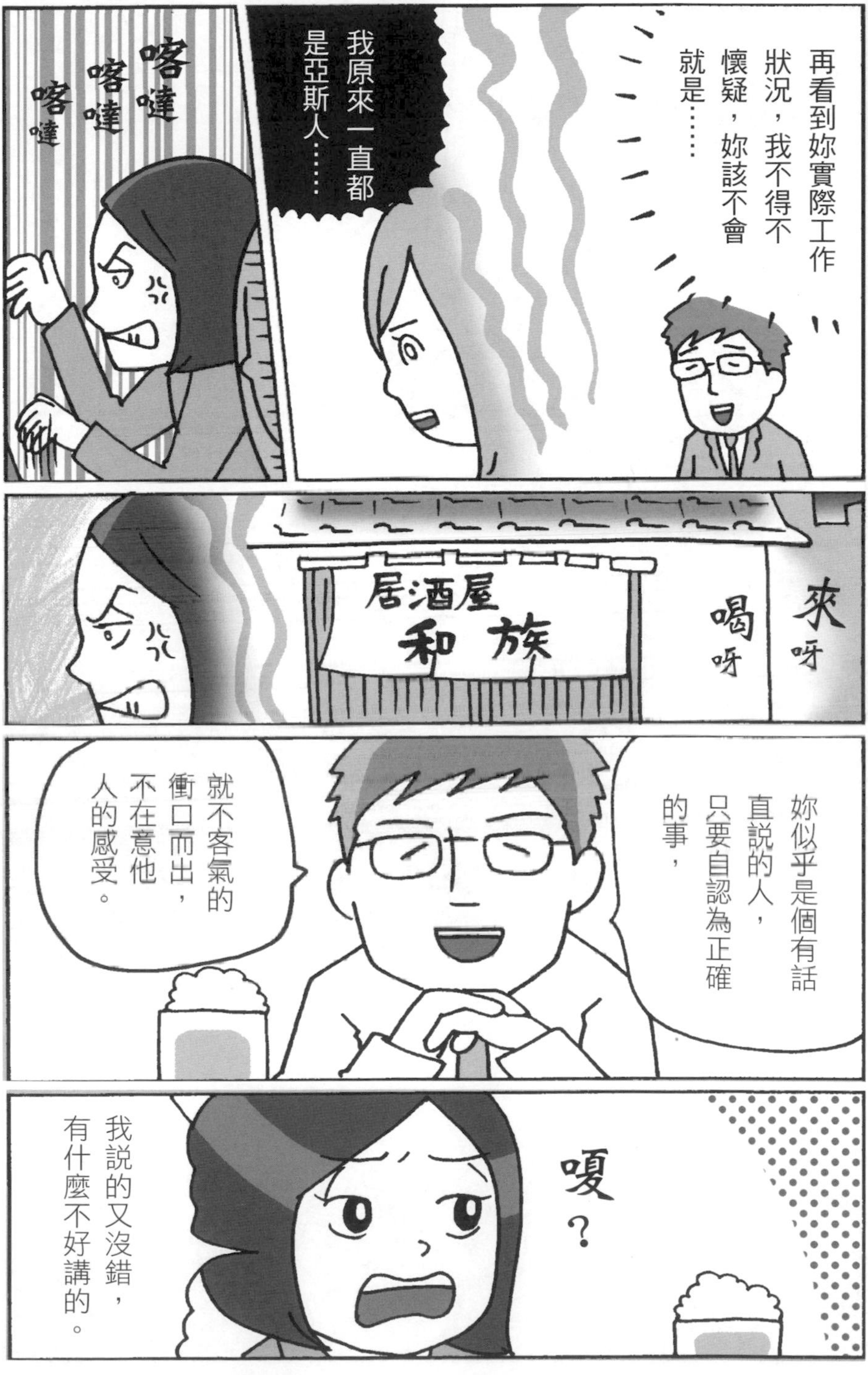
再看到妳實際工作狀況，我不得不懷疑，妳該不會就是……
我原來一直都是亞斯人……
喀噠
喀噠
喀噠
居酒屋
和族
來呀
喝呀
妳似乎是個有話直說的人，只要自認為正確的事，
就不客氣的衝口而出，不在意他人的感受。
嗄？
我說的又沒錯，有什麼不好講的。

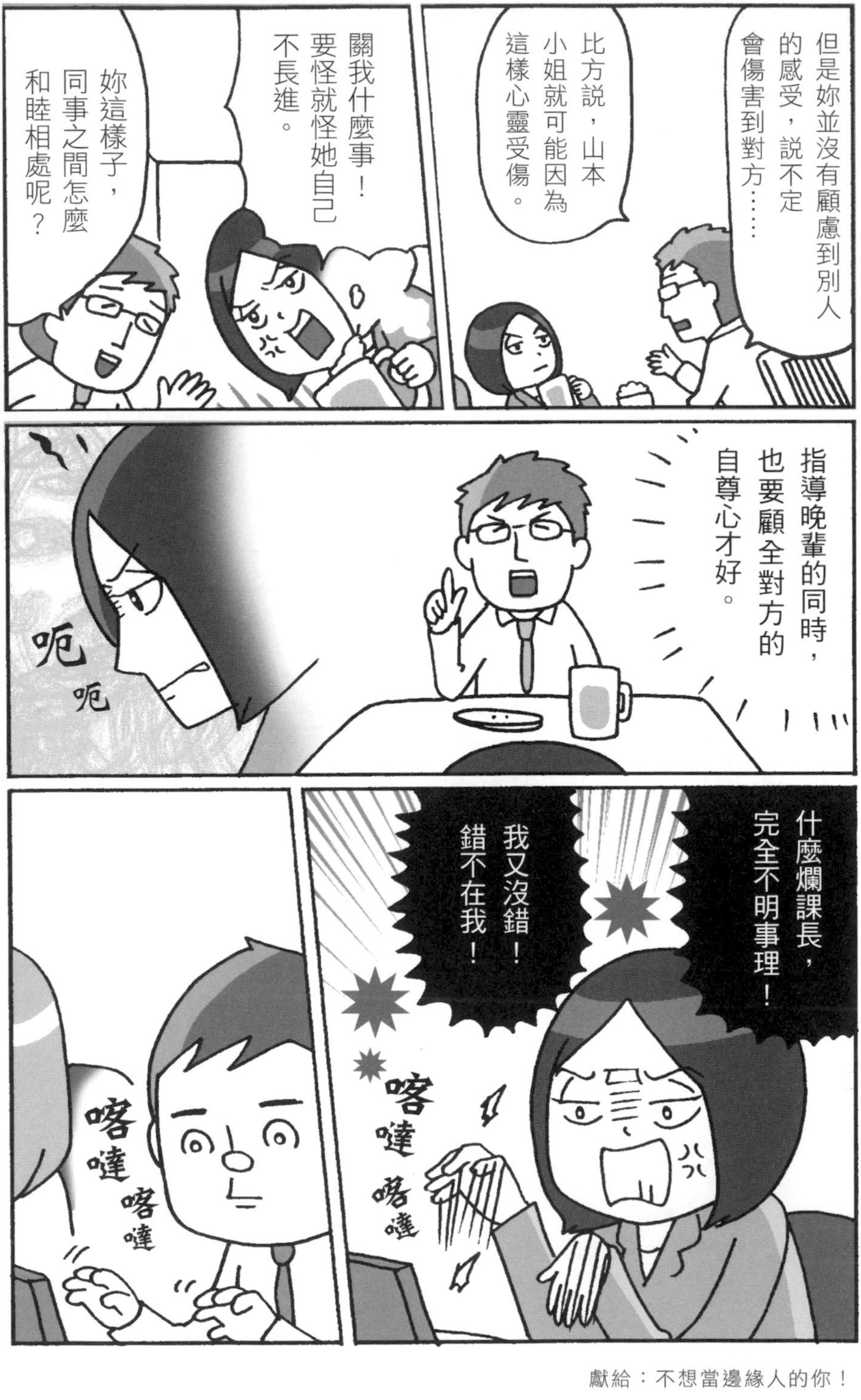
但是妳並沒有顧慮到別人的感受，說不定會傷害到對方……
比方說，山本小姐就可能因為這樣心靈受傷。
關我什麼事！要怪就怪她自己不長進。
妳這樣子，同事之間怎麼和睦相處呢？
指導晚輩的同時，也要顧全對方的自尊心才好。
呃
呃
什麼爛課長，完全不明事理！
我又沒錯！錯不在我！
喀噠
喀噠
喀噠
喀噠

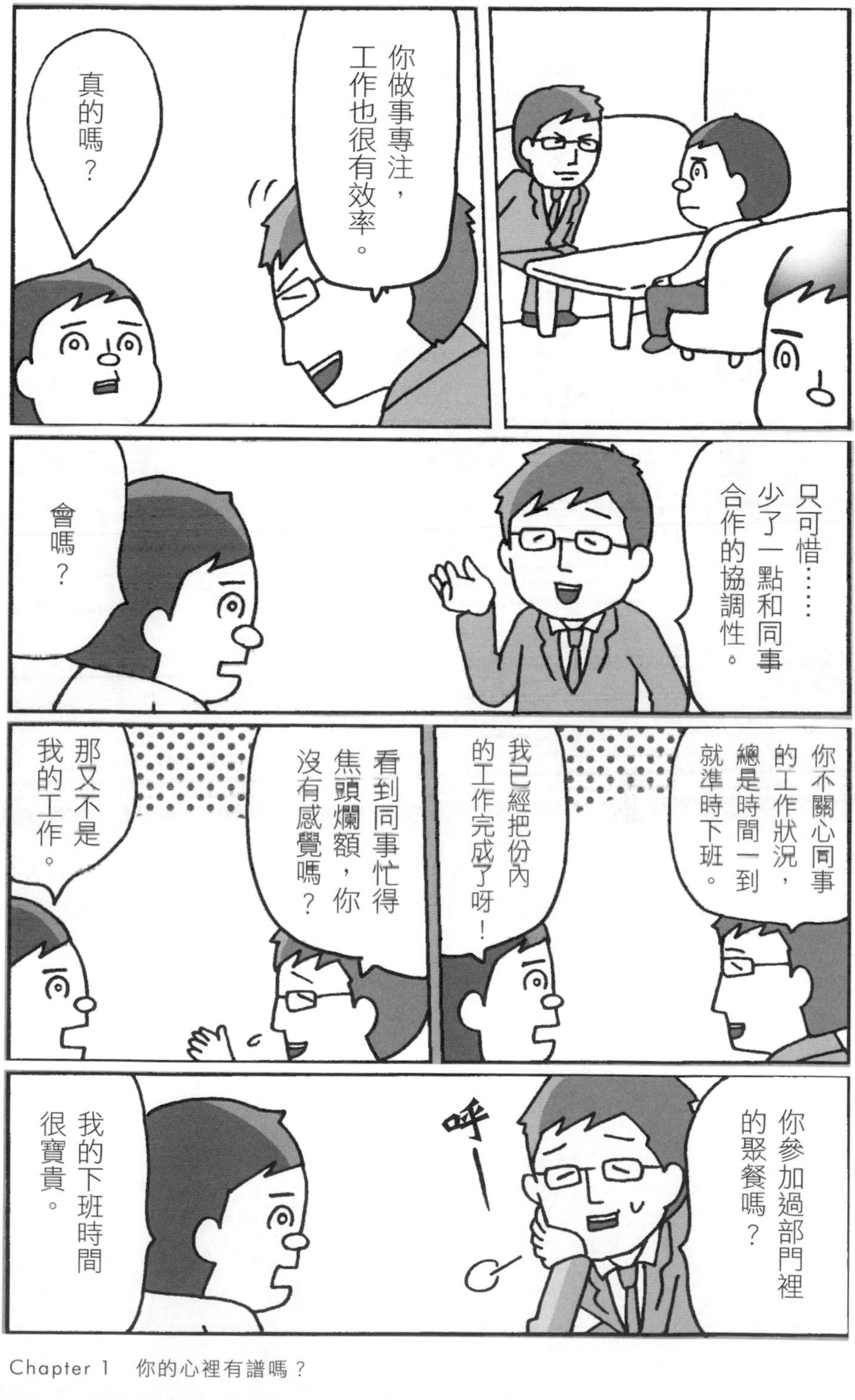
你做事專注，工作也很有效率。
真的嗎？
只可惜……少了一點和同事合作的協調性。
會嗎？
你不關心同事的工作狀況，總是時間一到就準時下班。
我已經把份內的工作完成了呀！
看到同事忙得焦頭爛額，你沒有感覺嗎？
那又不是我的工作。
你參加過部門裡的聚餐嗎？
呼——
我的下班時間很寶貴。

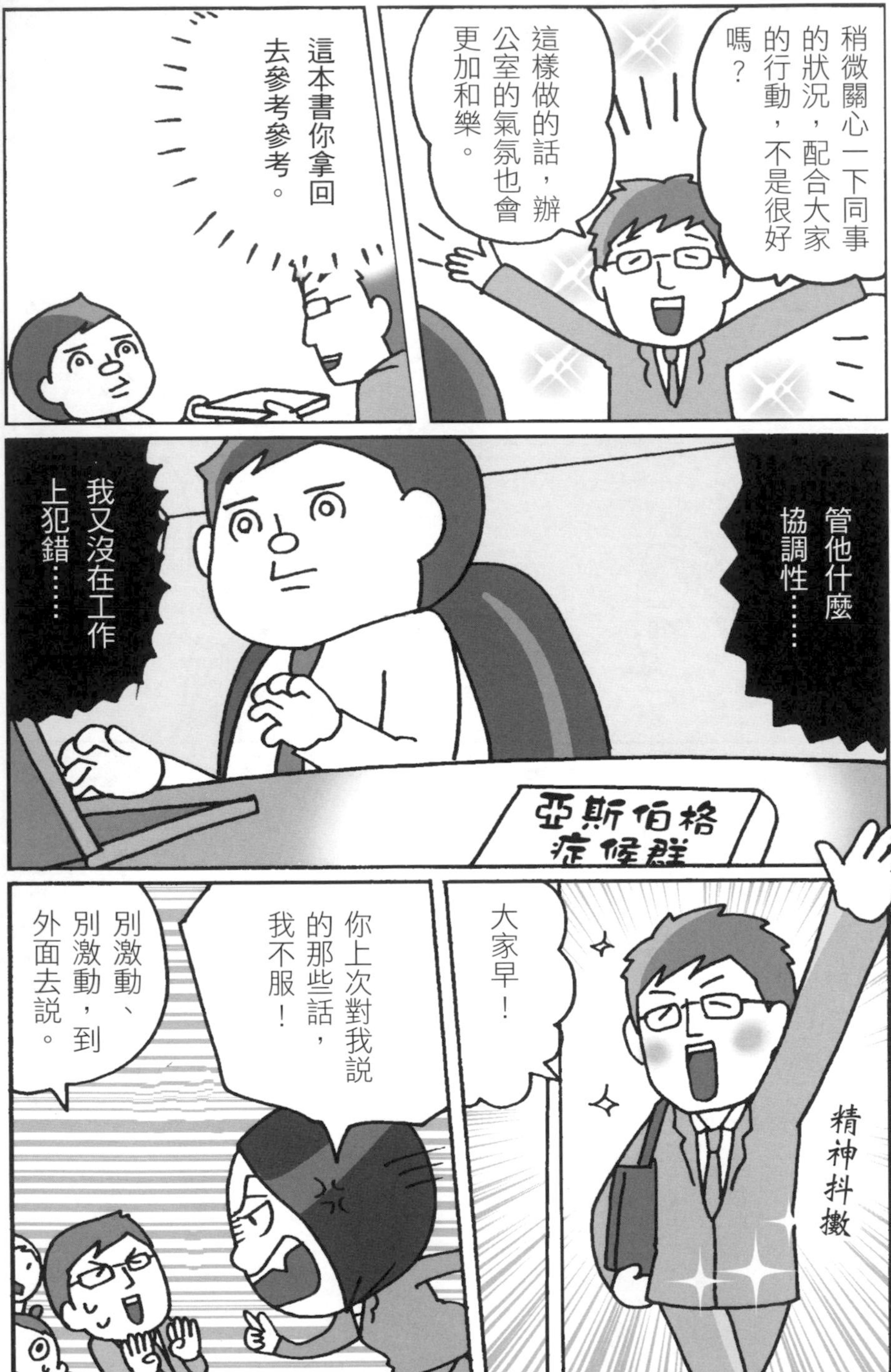
稍微關心一下同事的狀況，配合大家的行動，不是很好嗎？
這樣做的話，辦公室的氣氛也會更加和樂。
這本書你拿回去參考參考。
管他什麼協調性……
我又沒在工作上犯錯……
亞斯伯格症候群
大家早！
精神抖擻
你上次對我說的那些話，我不服！
別激動、別激動，到外面去說。

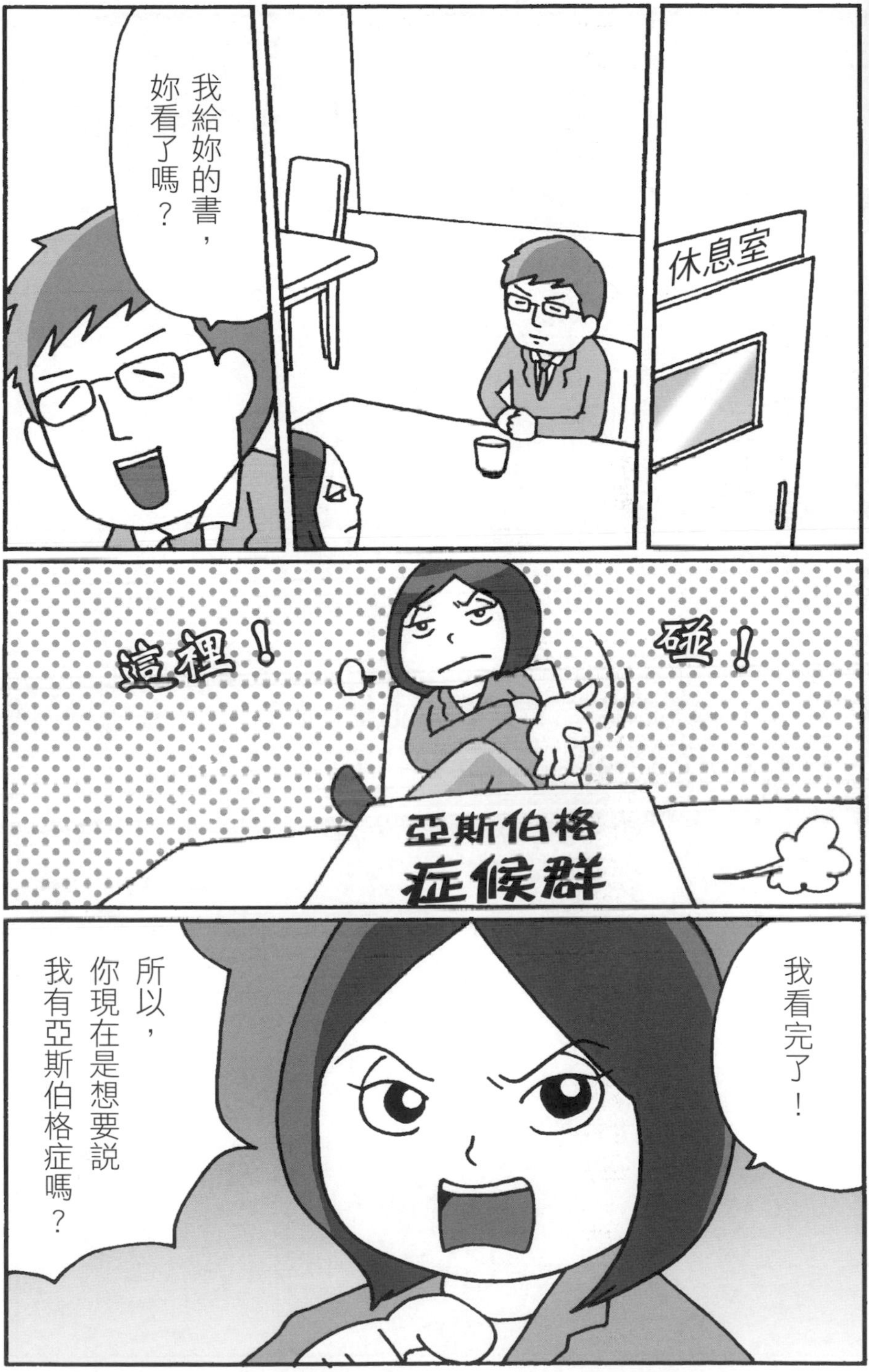
我給妳的書，
妳看了嗎？
休息室
這裡！
碰！
亞斯伯格
症候群
我看完了！
所以，
你現在是想要說
我有亞斯伯格症嗎？

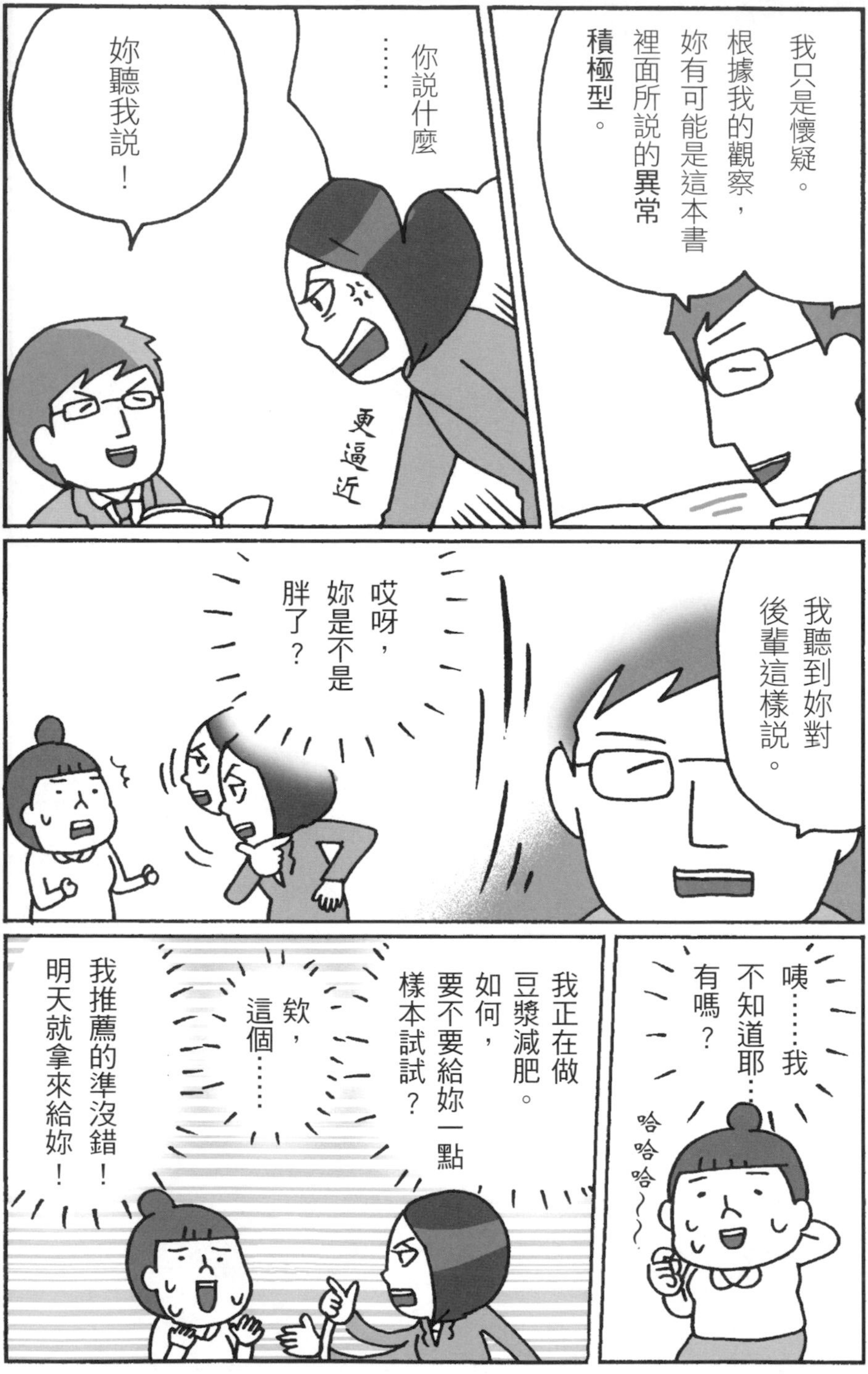
我只是懷疑。根據我的觀察，妳有可能是這本書裡面所說的異常積極型。
你說什麼……
更逼近
妳聽我說！
我聽到妳對後輩這樣說。
哎呀，妳是不是胖了？
咦……我不知道耶……有嗎？
哈哈哈～～
我正在做豆漿減肥。如何，要不要給妳一點樣本試試？
欸，這個……
我推薦的準沒錯！明天就拿來給妳！

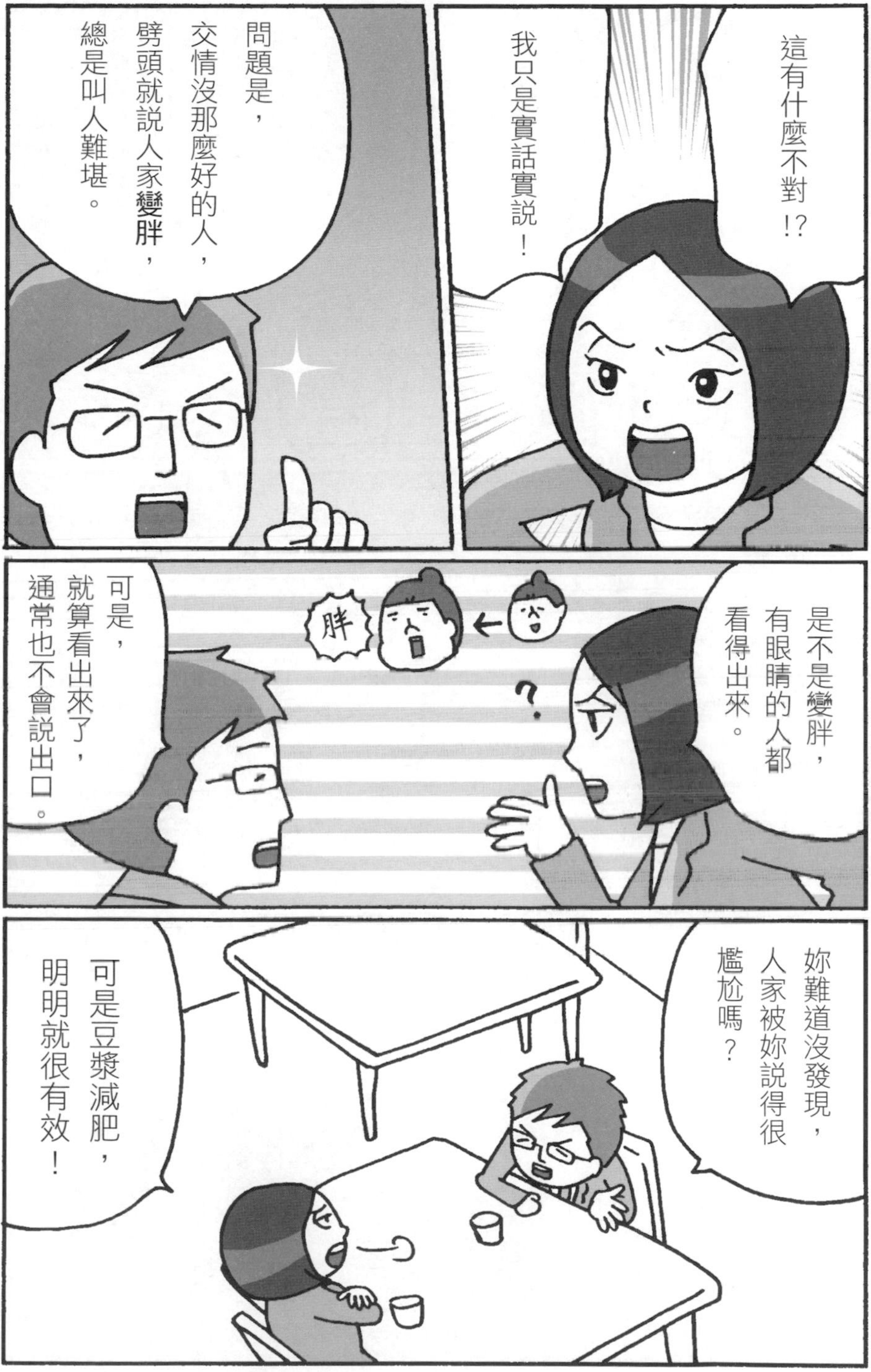
這有什麼不對!?
我只是實話實說！
問題是，交情沒那麼好的人，劈頭就說人家變胖，總是叫人難堪。
是不是變胖，有眼睛的人都看得出來。
胖
可是，就算看出來了，通常也不會說出口。
妳難道沒發現，人家被妳說得很尷尬嗎？
可是豆漿減肥，明明就很有效！

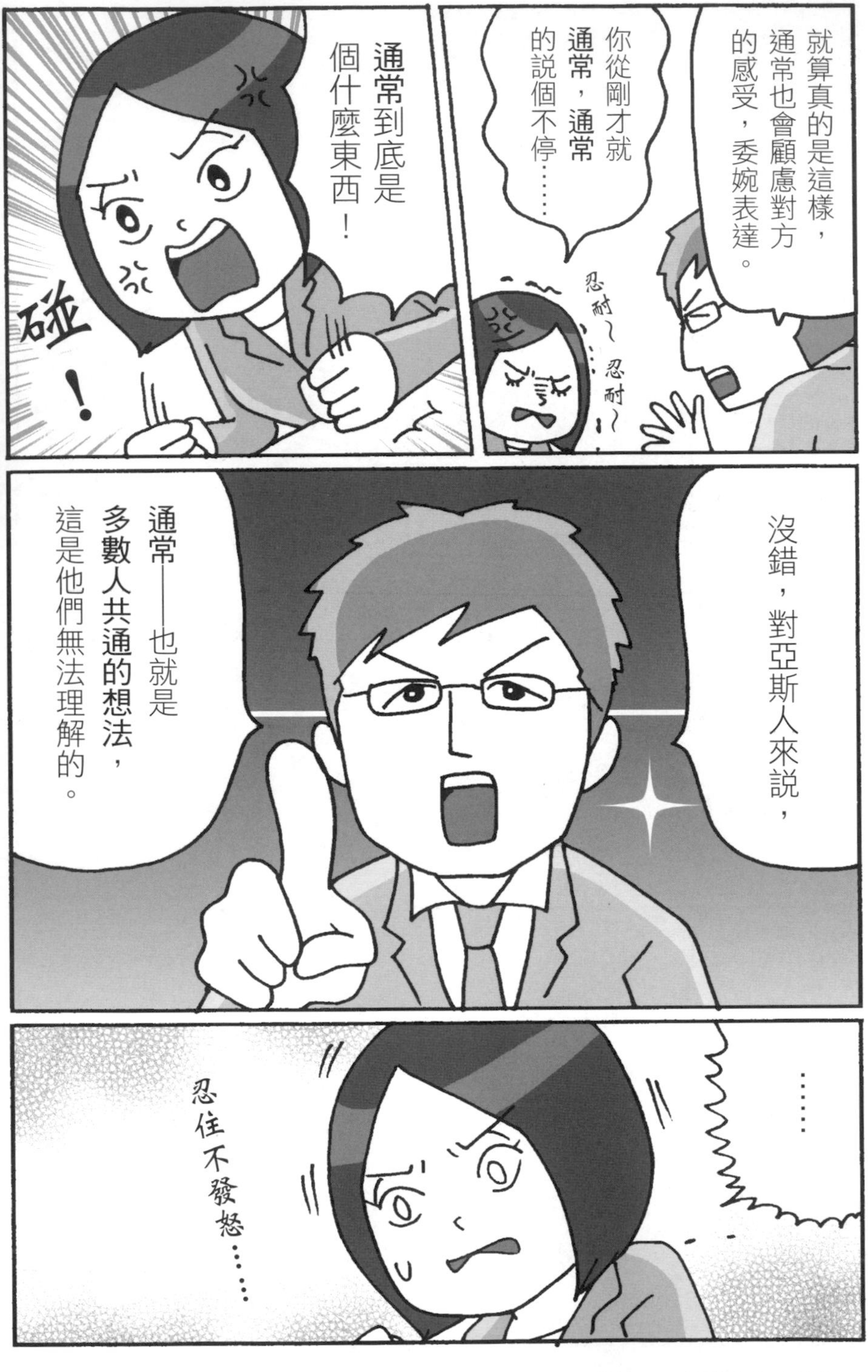
就算真的是這樣，通常也會顧慮對方的感受，委婉表達。
你從剛才就通常，通常的說個不停……
忍耐～忍耐～
通常到底是個什麼東西！
碰！
沒錯，對亞斯人來說，
通常——也就是多數人共通的想法，這是他們無法理解的。
……
忍住不發怒……

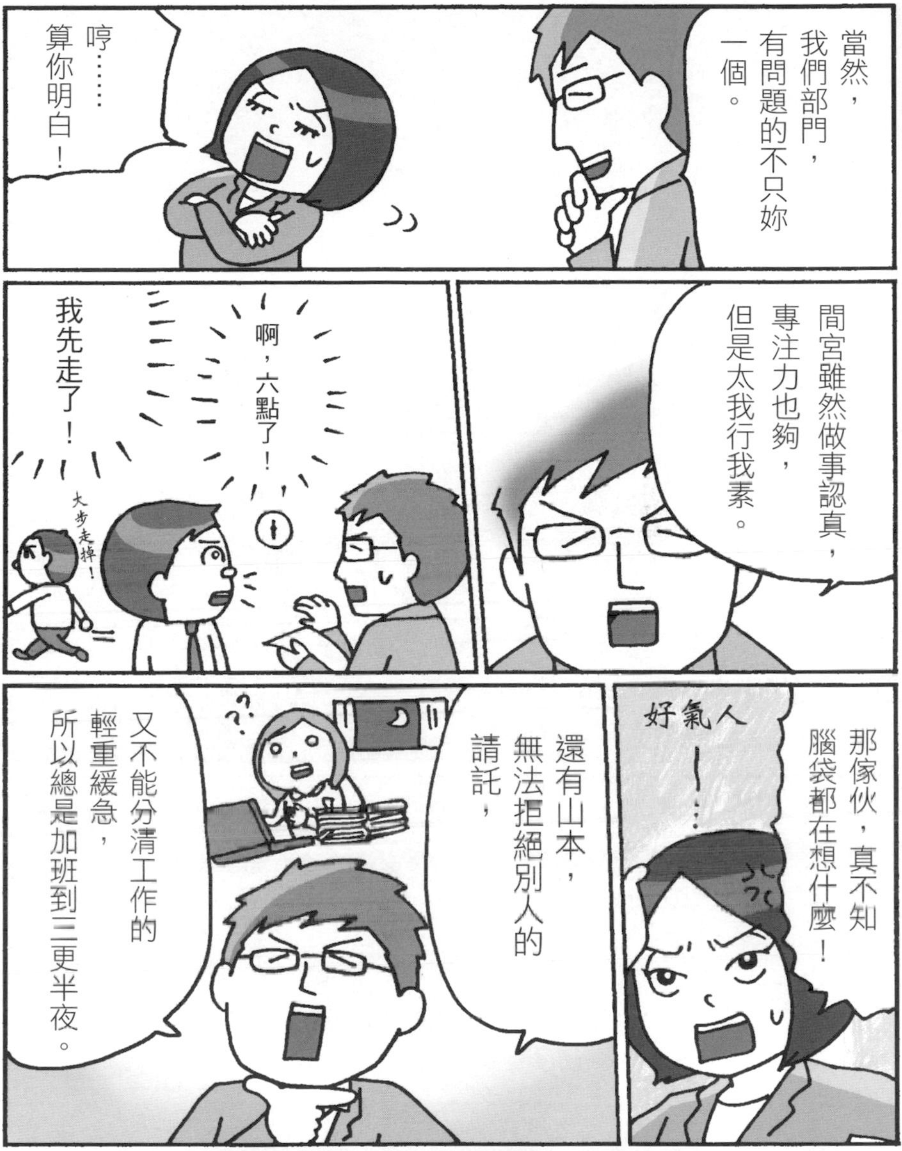
當然，我們部門，有問題的不只妳一個。
哼……算你明白！
間宮雖然做事認真，專注力也夠，但是太我行我素。
啊，六點了！
我先走了！
大步走掉！
那傢伙，真不知腦袋都在想什麼！
好氣人——…
還有山本，無法拒絕別人的請託，
又不能分清工作的輕重緩急，所以總是加班到三更半夜。
那個傻蛋，到現在還是不開竅！

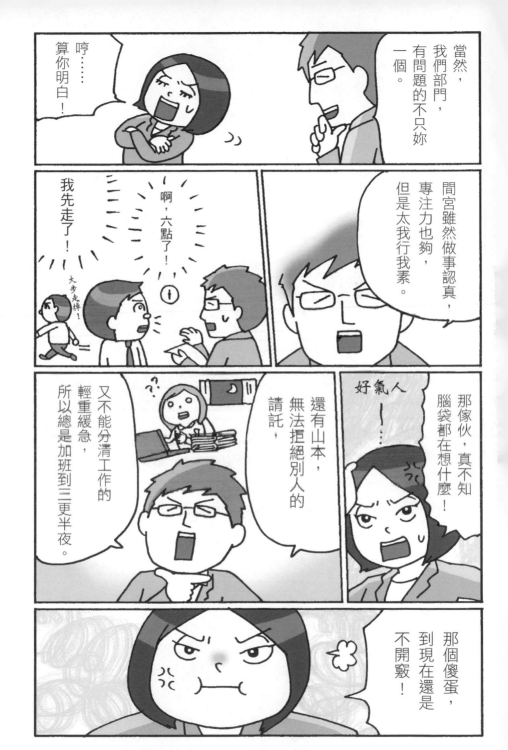

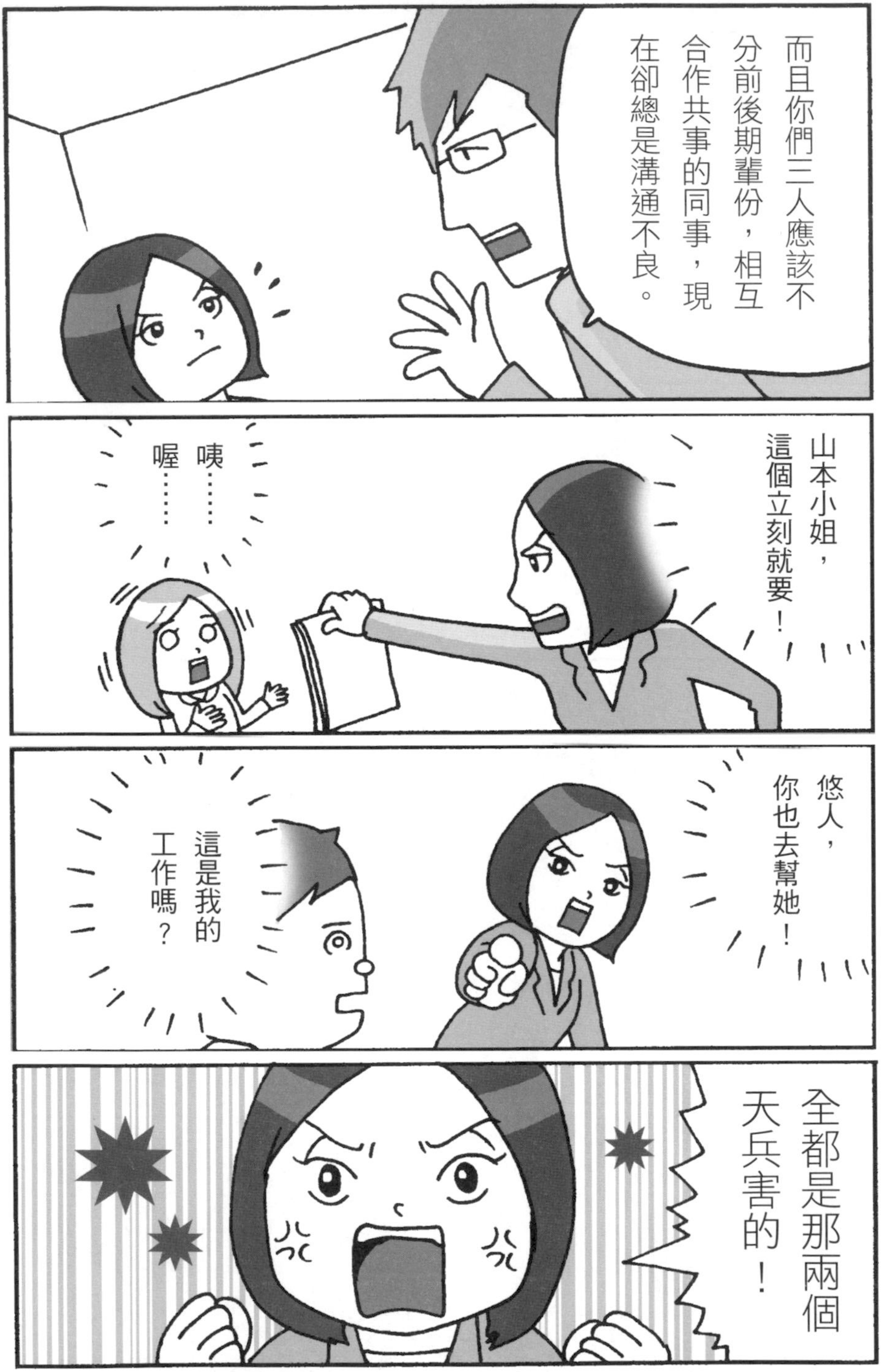
而且你們三人應該不分前後期輩份，相互合作共事的同事，現在卻總是溝通不良。
山本小姐，這個立刻就要！
咦……喔……
悠人，你也去幫她！
這是我的工作嗎？
全都是那兩個天兵害的！

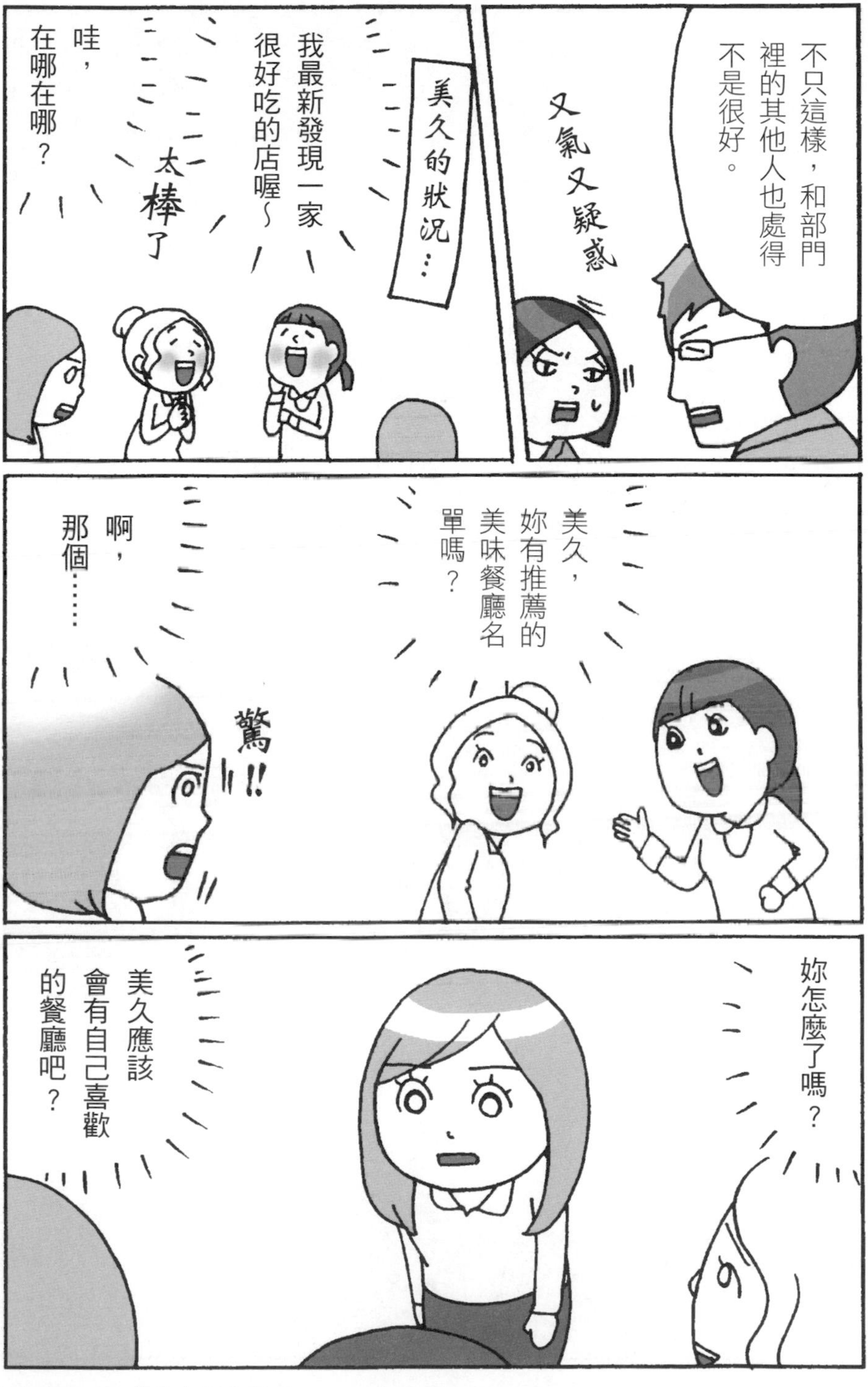
不只這樣，和部門裡的其他人也處得不是很好。
又氣又疑惑
美久的狀況⋯⋯
我最新發現一家很好吃的店喔～
太棒了
哇，在哪在哪？
美久，妳有推薦的美味餐廳名單嗎？
驚!!
啊，那個⋯⋯
妳怎麼了嗎？
美久應該會有自己喜歡的餐廳吧？

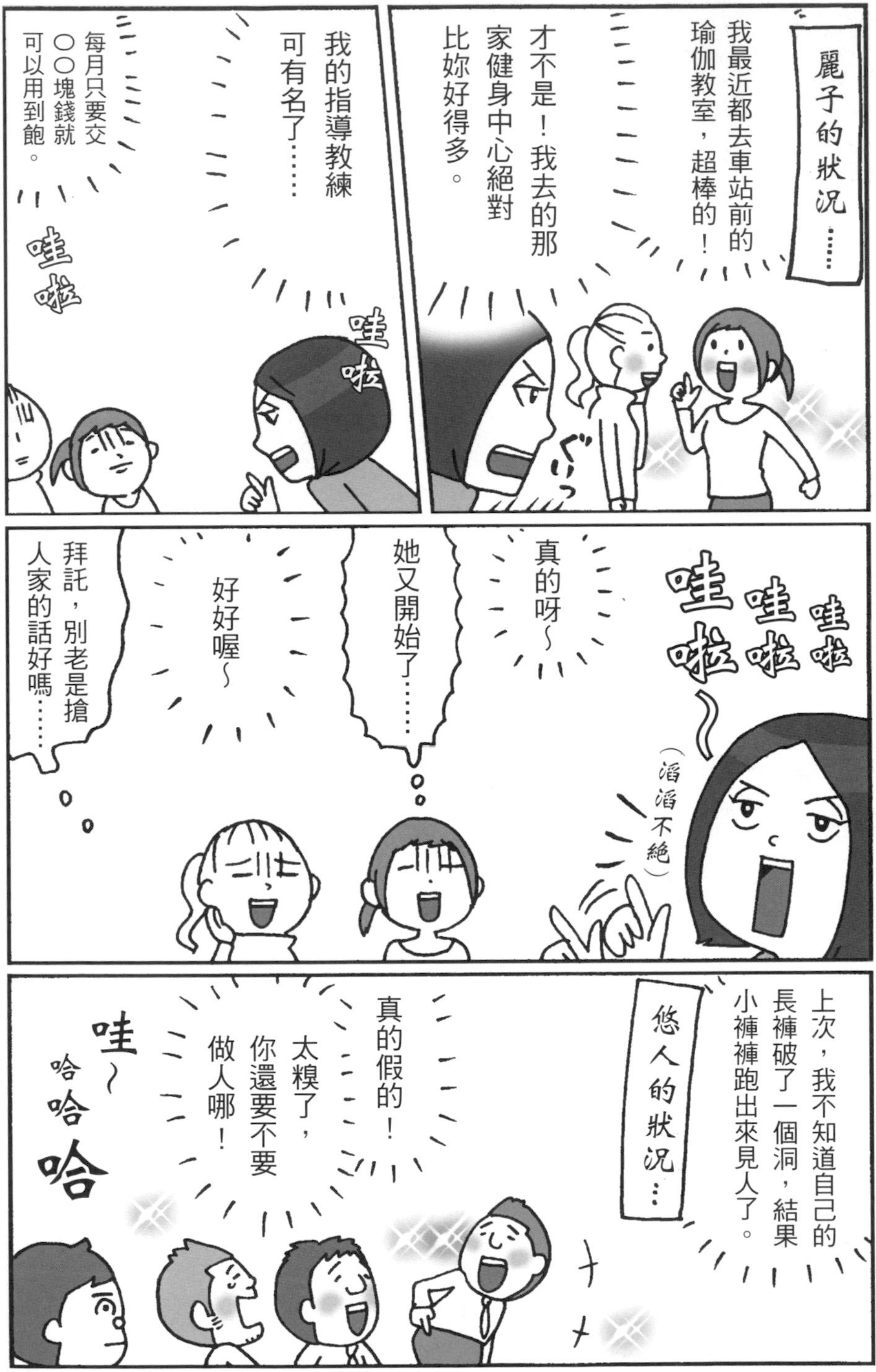
麗子的狀況……
我最近都去車站前的瑜伽教室，超棒的！
才不是！我去的那家健身中心絕對比妳好得多。
ぐいっ
我的指導教練可有名了……
每月只要交○○塊錢就可以用到飽。
哇啦
哇啦
哇啦 哇啦 哇啦～
（滔滔不絕）
真的呀～
她又開始了……
好好喔～
拜託，別老是搶人家的話好嗎……
悠人的狀況……
上次，我不知道自己的長褲破了一個洞，結果小褲褲跑出來見人了。
真的假的！
太糗了，你還要不要做人哪！
哇～哈哈哈

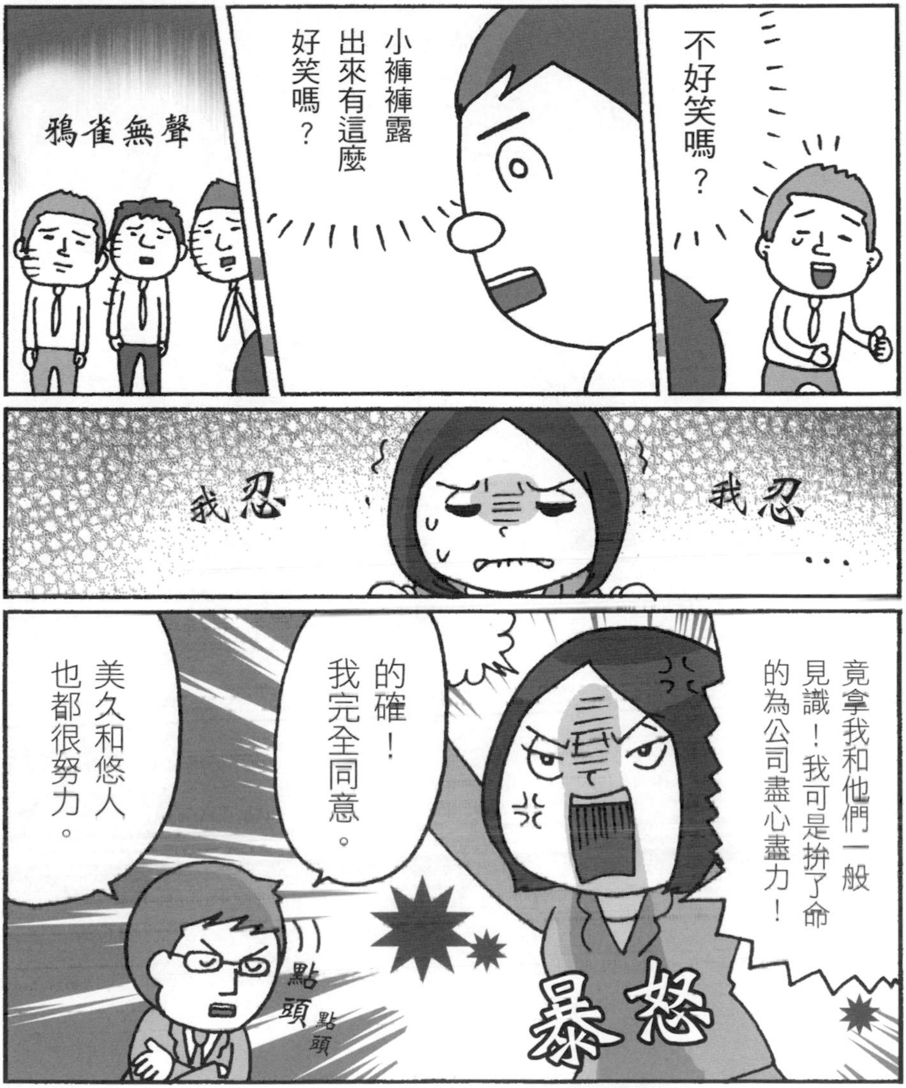
不好笑嗎？
小褲褲露出來有這麼好笑嗎？
鴉雀無聲
我忍
我忍……
竟拿我和他們一般見識！我可是拚了命的為公司盡心盡力！
暴怒
的確！我完全同意。
美久和悠人也都很努力。
點頭
點頭
努力歸努力，重點是部門的工作並不順利，而且互相欠缺溝通協調。
……

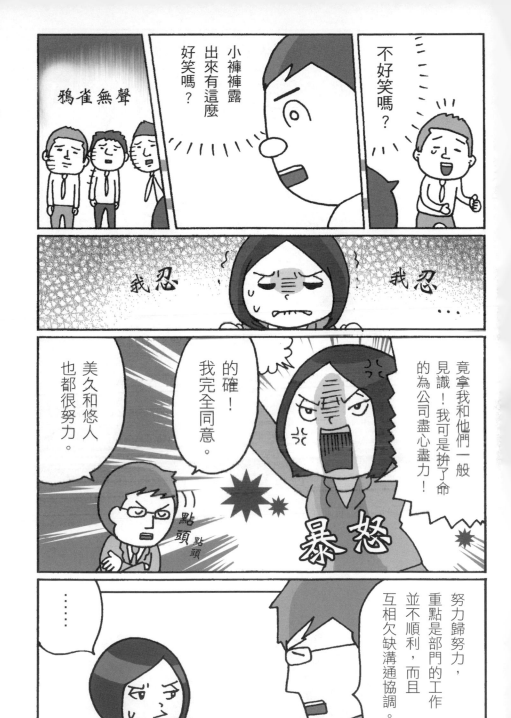

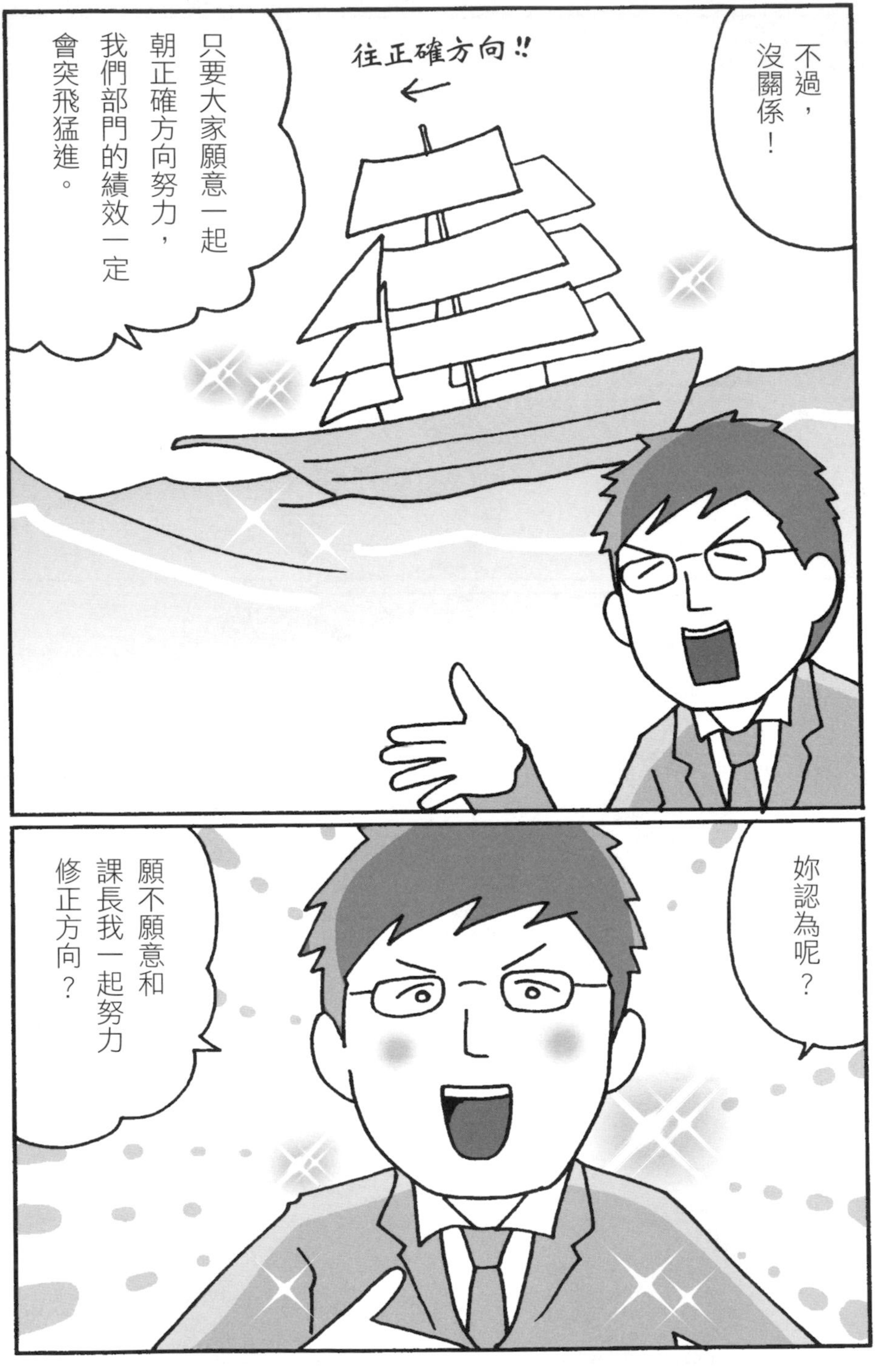
不過，沒關係！
往正確方向!!
只要大家願意一起朝正確方向努力，我們部門的績效一定會突飛猛進。
妳認為呢？
願不願意和課長我一起努力修正方向？

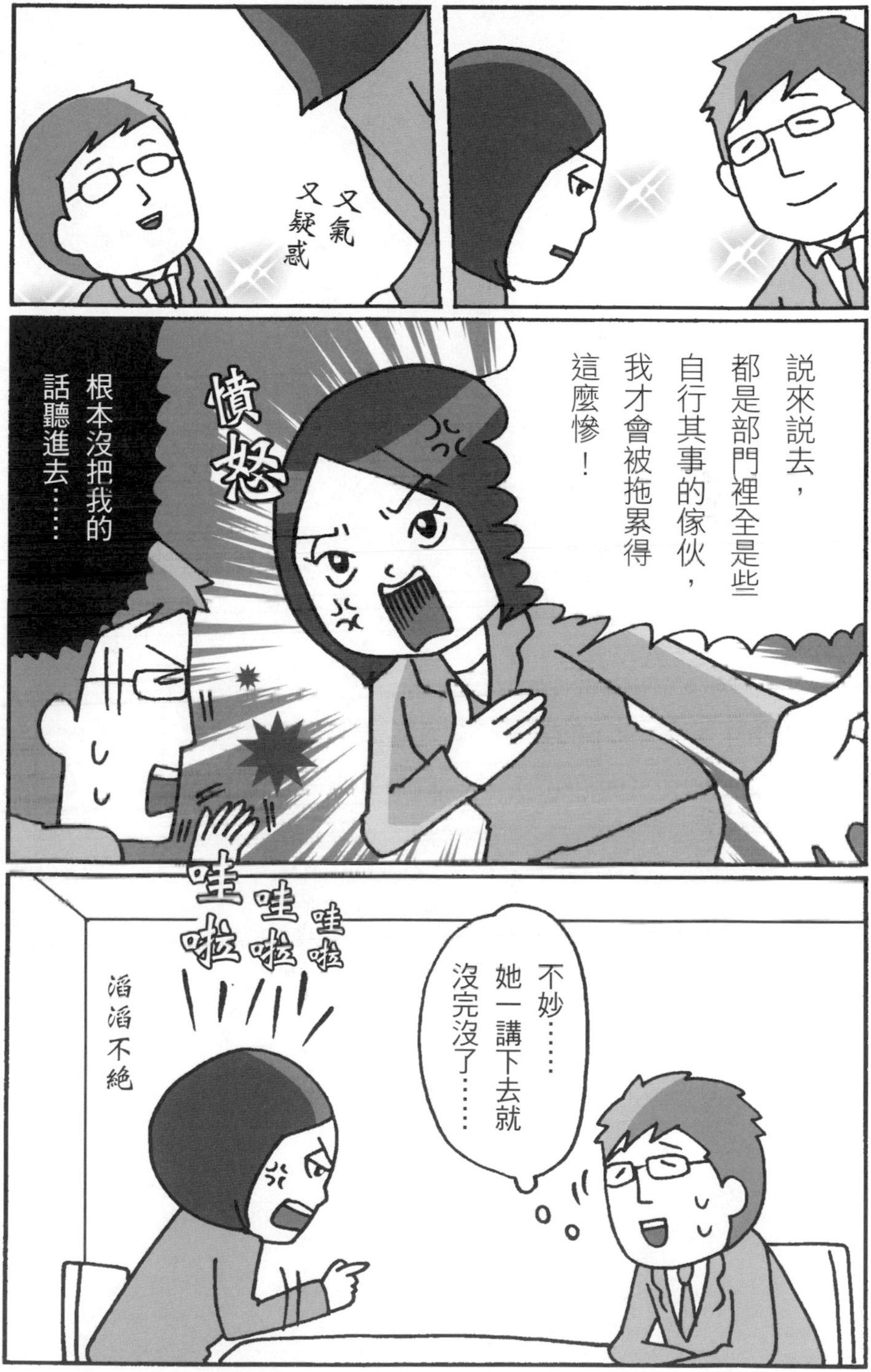
又氣
又疑惑
說來說去，
都是部門裡全是些
自行其事的傢伙，
我才會被拖累得
這麼慘！
憤怒
根本沒把我的
話聽進去……
哇啦
哇啦
哇啦
滔滔不絕
不妙……
她一講下去就
沒完沒了……

Chapter 1

亞斯伯格症候群的三大基本特性

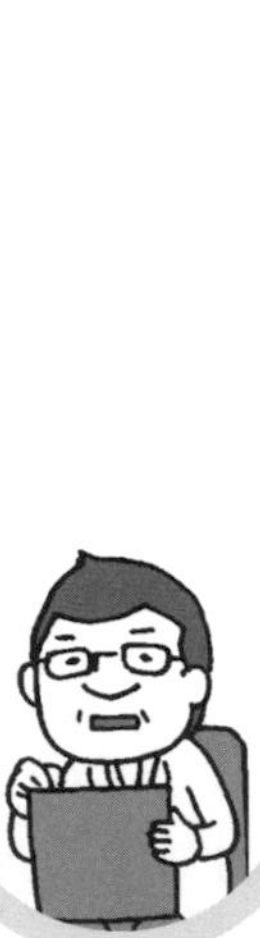

社會認知障礙、溝通困難、固執不能變通

亞斯人具有共通的特性，尤其以「社會認知障礙」、「溝通困難」、「固執不能變通」為主要三大特徵。

「社會認知障礙」也可以說是人際關係障礙。不懂社會常規與常識，也不知道看場合。不太在意與他人的互動，自己一個人也無所謂。又或者是人際空間與心理的距離感異於常人，因此出現過於親暱的唐突舉措，還是對「人情壓力」太敏感而無法拒絕，只能被動任人擺布。

亞斯人的「溝通困難」，表現在不會與人打招呼，或是不善於用敬語和長輩說話。有的則是不在意對方的反應，只管一股腦的單向講述自己感興趣的話題，或是說話直戳別人的要害，不給人留情面。不少亞斯人聽不懂別人的笑點，顯得與人格格不入。

至於亞斯人的「固執不能變通」，讓他們和周圍的人都吃足苦頭。一旦決定的事，無論是時間表或流程步驟，都不容彈性更動，萬一遭遇突發狀況，他們立刻陷入慌亂。異常的固執不能變通，容易給人自我中心、冥頑不靈的印象。

亞斯伯格症候群的三大基本特性

社會認知障礙

不知何謂社會上的常規與常識，不會使用敬語，不懂得和人打招呼，也不會看場合，容易在不對的時機說錯話。

溝通困難

自顧自的大談自己喜歡的話題，一般認為失禮的禁忌，他們脫口而出也沒有自覺，往往因此給自己招惹麻煩。

固執不能變通

只要狀況出乎預料，他們就會陷入慌亂，因此不容許任何彈性變更。興趣狹隘，對於不感興趣的事全然不理會。

Chapter 1

亞斯伯格主要類型 ①被動型

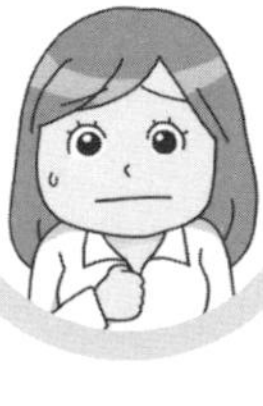

不善表達情緒的被動型

亞斯伯格症候群有幾種典型表現，其中一種類型為「被動型」。

這類型亞斯人不善與人交際，臉上又缺乏表情，旁人不容易捉摸他們的情緒，所以容易給人「安靜老實，但是不清楚他在想什麼」的印象。即便傷心難過或煩惱不已，也不形於色，可能因此延誤求助時機而造成事態惡化。

不但如此，他們幾乎無法對人說「不」，難以拒絕他人的結果，就是容易被人牽著鼻子走。

在辦公室裡，他們分明已經自顧不暇，對同事的請託卻還是來者不拒，既不適度拒絕，也不找人商量，自己悶著頭拚命加班。

私生活方面，也往往經不住別人的殷勤邀約，而出席不想參加的聚會，或是被薄倖、用情不專的異性糾纏。

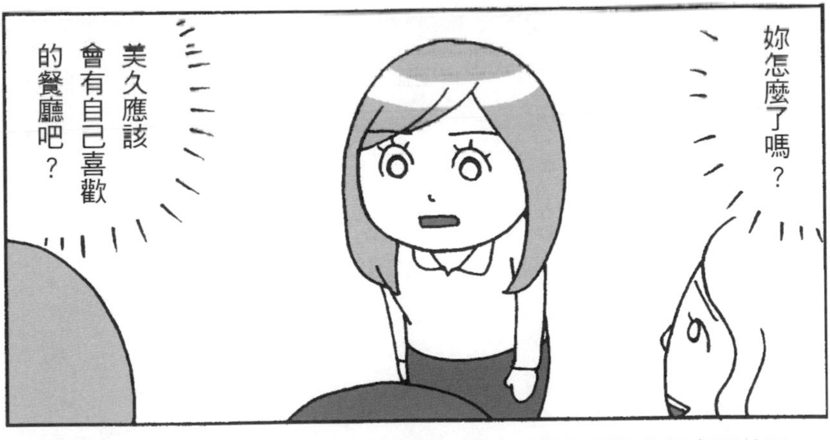

被動型的人面無表情，看不出喜怒哀樂，旁人可能誤以為他們高深莫測。

Chapter 1

亞斯伯格主要類型
②異常積極型

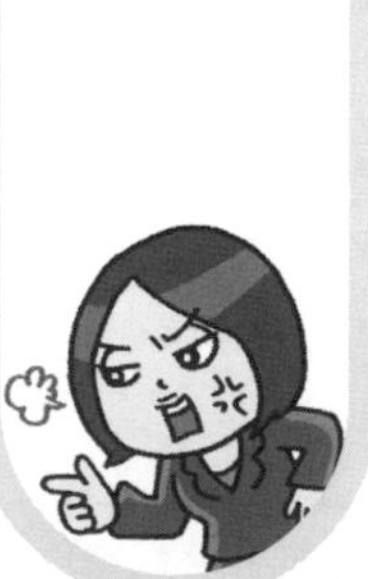

只專注在自我中心的單向溝通型

第二種的「異常積極型」，會積極想要與人建立連結，情緒表達強烈，正好與前述的「被動型」特性相反。

許多這類型的亞斯人，常誤以為自己擅長交際，但其實他們的溝通往往是自說自話的單向溝通。不理會對方的反應，一股腦兒地專注在自己的滔滔不絕，想什麼就說什麼，容易給人自我中心而情緒化的印象。

比方說，講話不給人留餘地，直接批評「你不對」、「你的方法根本行不通」，導致經常得罪人。

一般人為了維持和睦關係，大家說話都會盡量委婉，或是乾脆不作聲，可是異常積極型的人想說就說，口無遮攔，即便因此得罪人，也不認為自己有錯。

比起被動型亞斯人，他們多半缺乏「自己是亞斯人」的自覺，所以也不會為此感到煩惱。

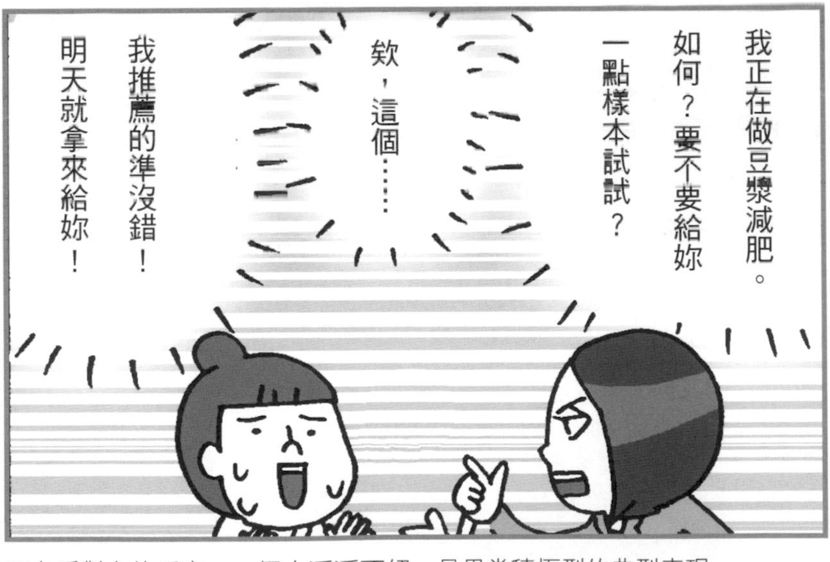
我正在做豆漿減肥。如何？要不要給妳一點樣本試試？
欸，這個……
我推薦的準沒錯！明天就拿來給妳！

不在乎對方的反應，一個人滔滔不絕，是異常積極型的典型表現。

Chapter 1

亞斯伯格主要類型 ③孤立型

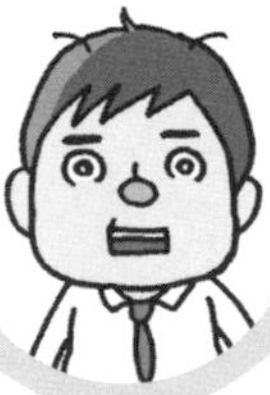

把別人當空氣的「與我何干」型

和前面兩種類型不同，「孤立型」全然不在意周圍的人。這類型以男性居多，即使在團體中遭到孤立，本人也不以為意。

許多這類型亞斯人從小就顯露出孤立傾向，喜歡離群獨自活動。因為沉浸在自己的小天地，高度專注於自己的興趣，所以不乏學生時代課業表現出色的奇葩。然而，出了社會以後，學校所學以及高度的專注力已經不足以應付需要，有的人因此深感挫折。

在辦公室裡，他們全然不關心同事們忙到人仰馬翻，完成自己份內的

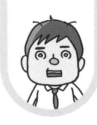

工作以後便打卡走人，迫不及待地享受一個人的下班時間，常為此遭到同事白眼。而無論是「孤立型」，還是不善表達的「被動型」，他們都不參與下班後的應酬活動，所以被歸類為「不合群的人」。

總之，在「孤立型」的腦袋裡，全然沒有「為促進人際關係和諧而配合他人行動」的念頭。

他們也和「異常積極型」一樣，不認為自己有問題，鮮少為了自己的亞斯伯格症狀表現而煩惱。所以即便自覺到遭人白眼、被說是難相處的人，他們也多半不認為自己有修正的必要。

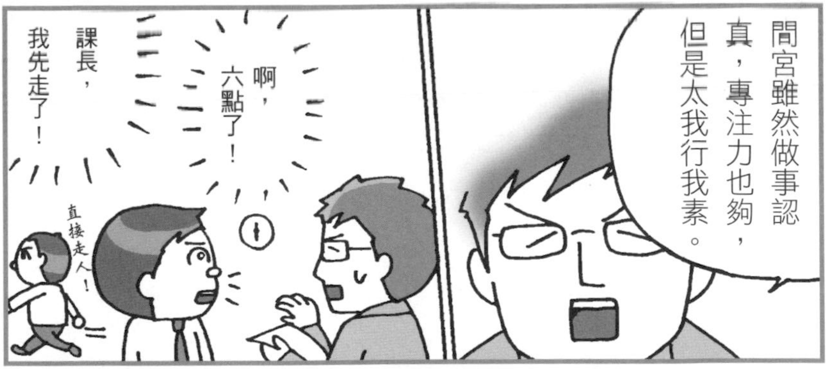
間宮雖然做事認真，專注力也夠，但是太我行我素。
啊，六點了！
課長，我先走了！
直接走人！

孤立型亞斯人做事認真專注，但是他們全然不關心同事，只要完成自己份內的工作，就天經地義的下班走人。

Chapter 1

亞斯伯格主要類型

④形式固著型

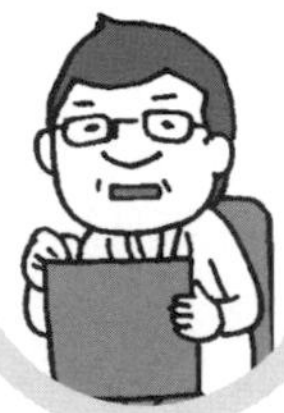

用固定模式應對外界型

最後的「形式固著型」，是「孤立型」的變化型。當「孤立型」開始關心自己與周遭的關係，刻意學習交際應酬和人際溝通以後，容易成為這一類型。

這類型的亞斯人在成長過程中，自覺到與其他人的不同，於是刻意從書本等管道學習人際溝通與社交禮節，揣摩待人接物的適切態度。他們禮貌周到，對自己的談吐舉止也十分講究，說話更是謙恭有禮，幾乎不會得罪人。

可是另一方面，他們過於形式化的應對，不免流於生硬刻板，顯得與現實格格不入。

比方說，他們無論對任何人說話都使用敬語，不分親疏遠近都採取同樣的應對模式。一般人會從日常的應對進退中學習拿捏分寸，可是這類型的亞斯人照本宣科，無法消化活用，所以處處表現得僵化不自然。此外，他們也過分固守規則或禮儀不知變通，容易因此與人產生誤會。

以上介紹的四大類型，只是籠統的分類，一個亞斯人不排除同時兼具一種以上的類型特質，讀者們只要對此建立初步的概念即可。

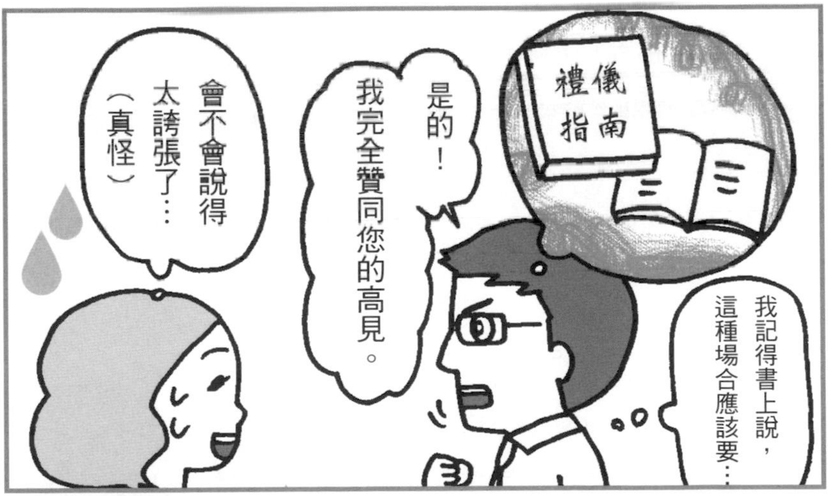
我記得書上說，這種場合應該要…
禮儀指南
是的！我完全贊同您的高見。
會不會說得太誇張了…（真怪）

這類型能察覺自己與他人的不同，有心改善自身的不足，出發點固然值得肯定，結果卻不如人意。

亞斯人自我檢測

你符合幾項?

對話篇

- [ ] 對別人的話題不感興趣，就自顧自的神遊起來。
- [ ] 別人批評你説話不看場合。
- [ ] 一打開話匣子就沒完沒了。
- [ ] 無法理解別人的情緒感受。
- [ ] 經常不懂別人在笑什麼。
- [ ] 不知該如何使用敬語。
- [ ] 不懂得看對象説話。
- [ ] 別人説你話太多，不該説的也亂亂説。
- [ ] 把別人的話都當真。
- [ ] 總是心裡想什麼就説什麼。
- [ ] 聽不懂別人的笑話。
- [ ] 經常無法融入眾人的交談，自己總是狀況外。

即便對話當時意識到自己似乎與人格格不入，事過境遷就容易淡忘。
上述題目如有半數以上符合，就可疑似為亞斯人。

工作篇

- □ 別人都說你不懂得打招呼。
- □ 只要工作環境一吵雜，自己就會心浮氣躁。
- □ 邊開會聽講邊做筆記，對你來說很困難。
- □ 無法理解會議的討論議題。
- □ 在大庭廣眾之下發言總是讓你感到很窘。
- □ 別人如果不提醒你，你也不會發現大家忙不過來。
- □ 別人常說你不點不亮，總是一個口令一個動作。
- □ 要你「自行判斷」、「自己看著辦」，你就無所適從。
- □ 不知該如何臨機應變。
- □ 不知如何與人或團隊合作。
- □ 無法同時兼顧多項作業。
- □ 感覺自己老是遭到他人否定。
- □ 當上主管，卻無法和下屬和睦相處。
- □ 總是缺席同事間的聚餐或酒攤。
- □ 求職面試屢試屢敗。
- □ 總是因為和人處不好，所以工作待不久。

老是因為職場環境水土不服而一再換工作的人，問題癥結也許不在於職場，而是自己的問題。建議諮詢專家，診斷是否為亞斯人的可能性。

亞斯人小知識 1

莫非我是亞斯人？如果有了懷疑……

懷疑自己會不會是亞斯人的你，或許已經遍讀群書，也從中找到許多相關的應對之道。

而如果有意進一步尋求專業協助，可以前往設有「發展障礙門診」的「精神科」、「身心科」等專科醫療院所。不是所有的醫院都有這方面專科醫師，因此建議先上網查詢，確認無誤以後再前往。

醫生問診時，會詳細詢問目前遭遇的困難，以及從小到大的生活經歷，也會進行智力與心理檢測。必要時，還會針對個人的狀況做腦波等相關檢查。綜合所有的檢查結果，釐清患者的人格特質和症型，進而尋求改善方法。

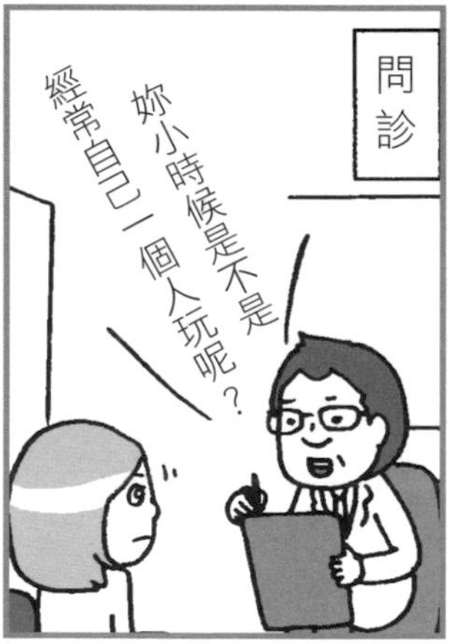

Chapter 2

亞斯人原來是這樣的（職場篇）

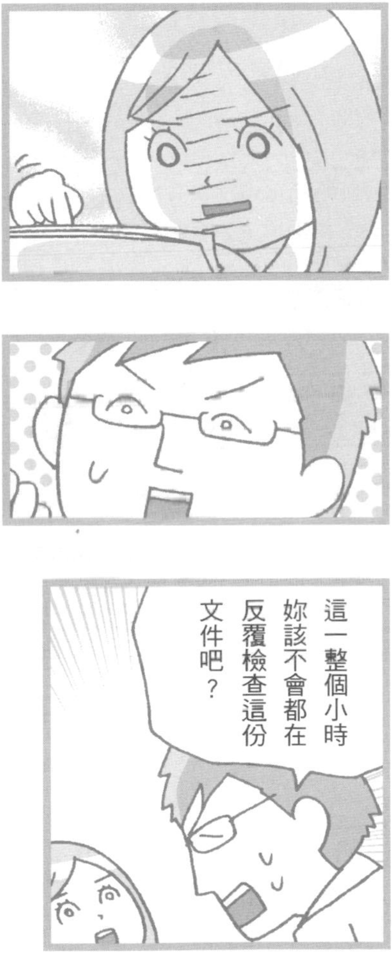
這一整個小時妳該不會都在反覆檢查這份文件吧？

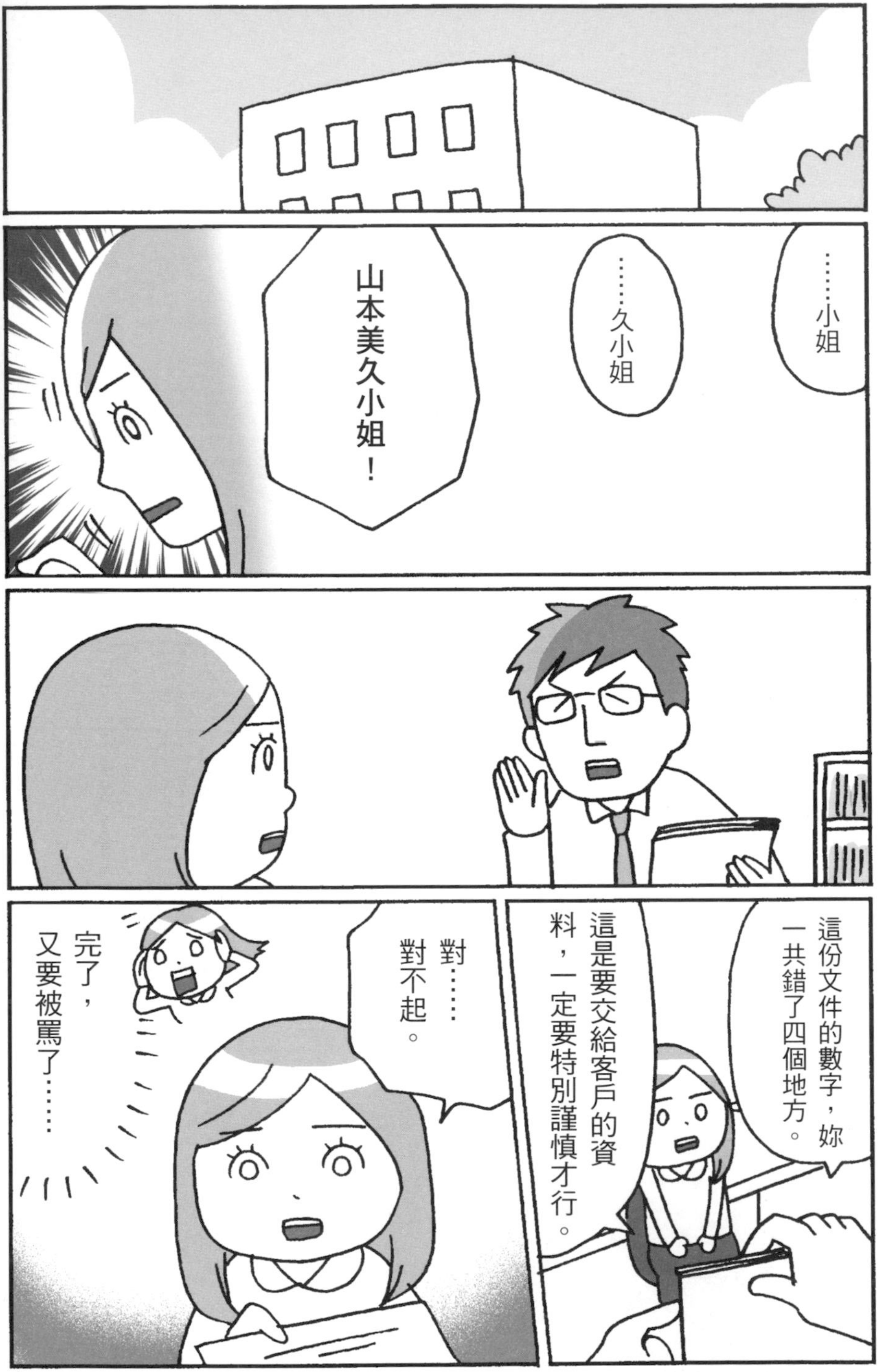

……小姐
……久小姐
山本美久小姐！
這份文件的數字，妳一共錯了四個地方。
這是要交給客戶的資料，一定要特別謹慎才行。
對……對不起。
完了，又要被罵了……

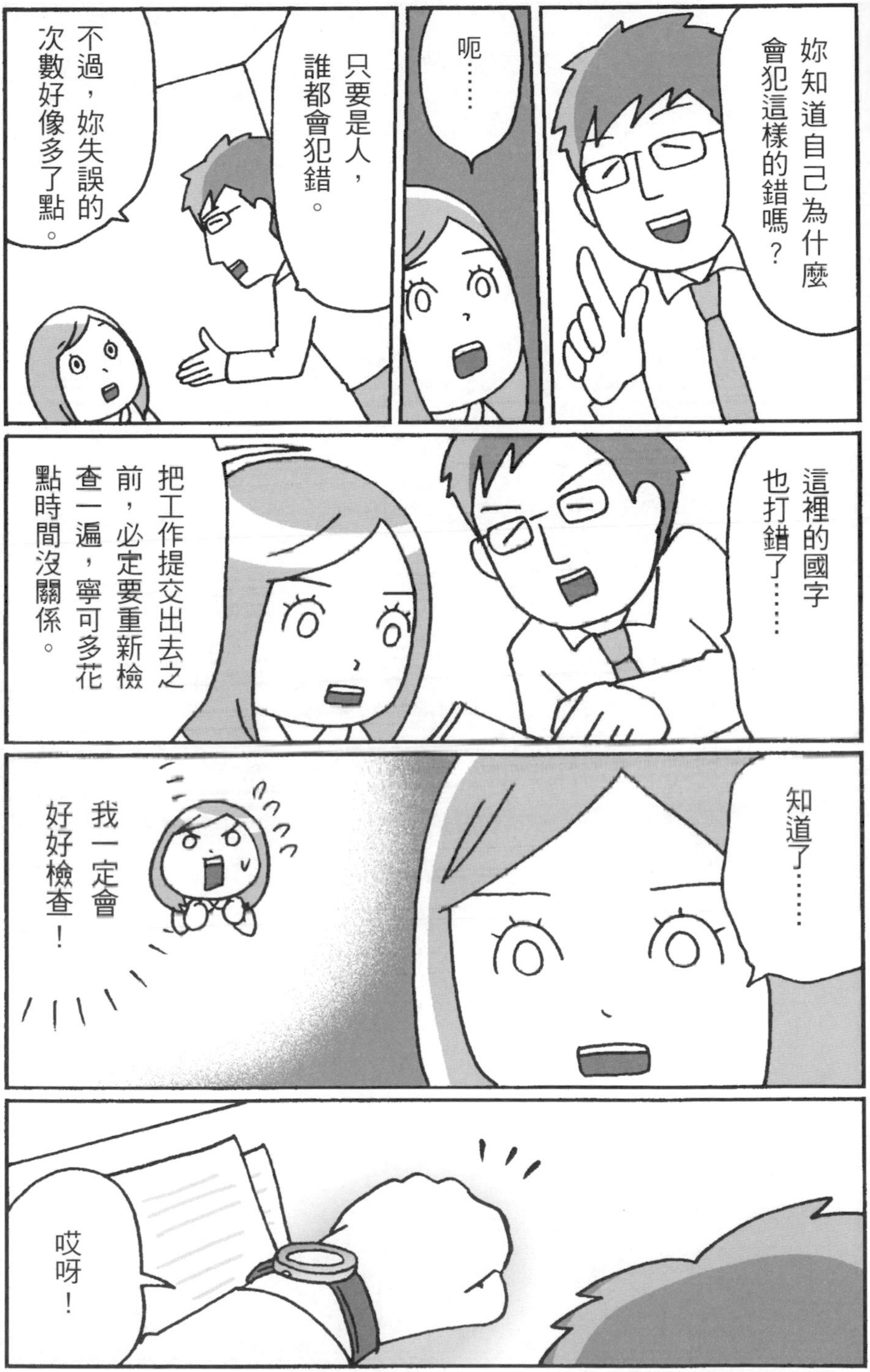
妳知道自己為什麼會犯這樣的錯嗎？
呃……
只要是人，誰都會犯錯。
不過，妳失誤的次數好像多了點。
這裡的國字也打錯了……
把工作提交出去之前，必定要重新檢查一遍，寧可多花點時間沒關係。
知道了……
我一定會好好檢查！
哎呀！

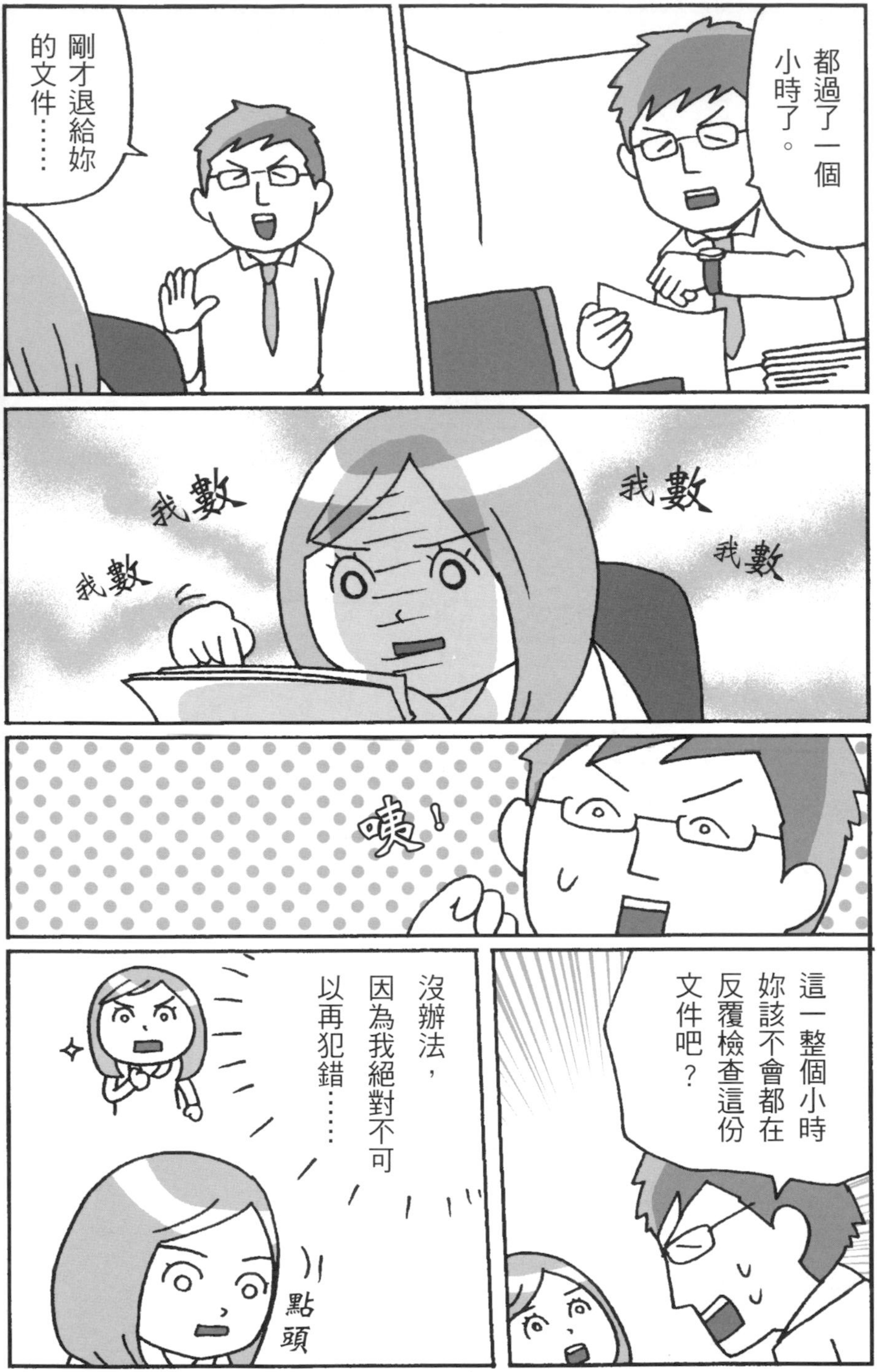
都過了一個小時了。
剛才退給妳的文件……
我數
我數
我數
我數
咦！
這一整個小時妳該不會都在反覆檢查這份文件吧？
沒辦法，因為我絕對不可以再犯錯……
點頭

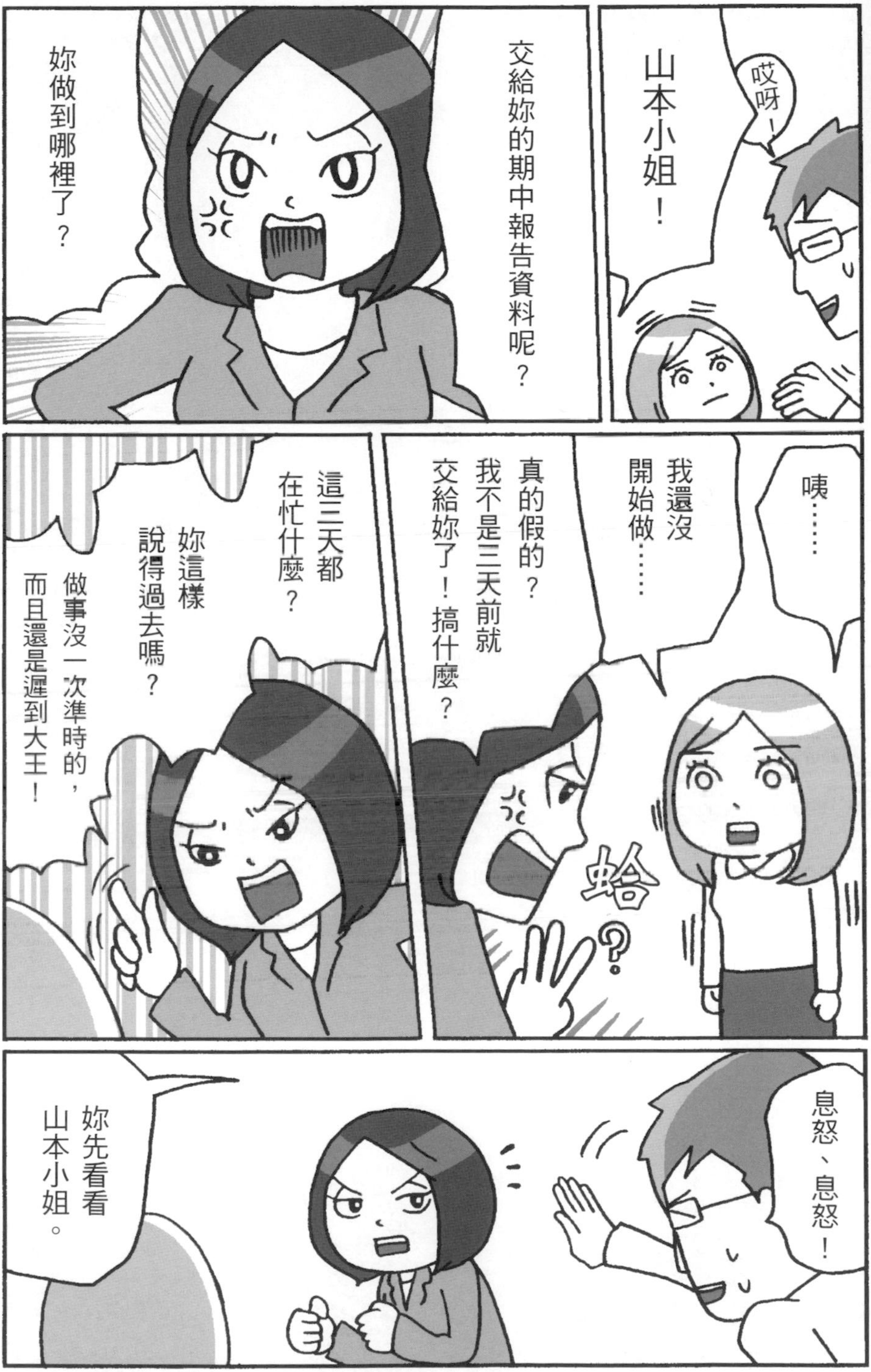
哎呀！
山本小姐！
交給妳的期中報告資料呢？
妳做到哪裡了？
咦……
我還沒開始做……
真的假的？我不是三天前就交給妳了！搞什麼？
蛤？
這三天都在忙什麼？
妳這樣說得過去嗎？
做事沒一次準時的，而且還是遲到大王！
息怒、息怒！
妳先看看山本小姐。

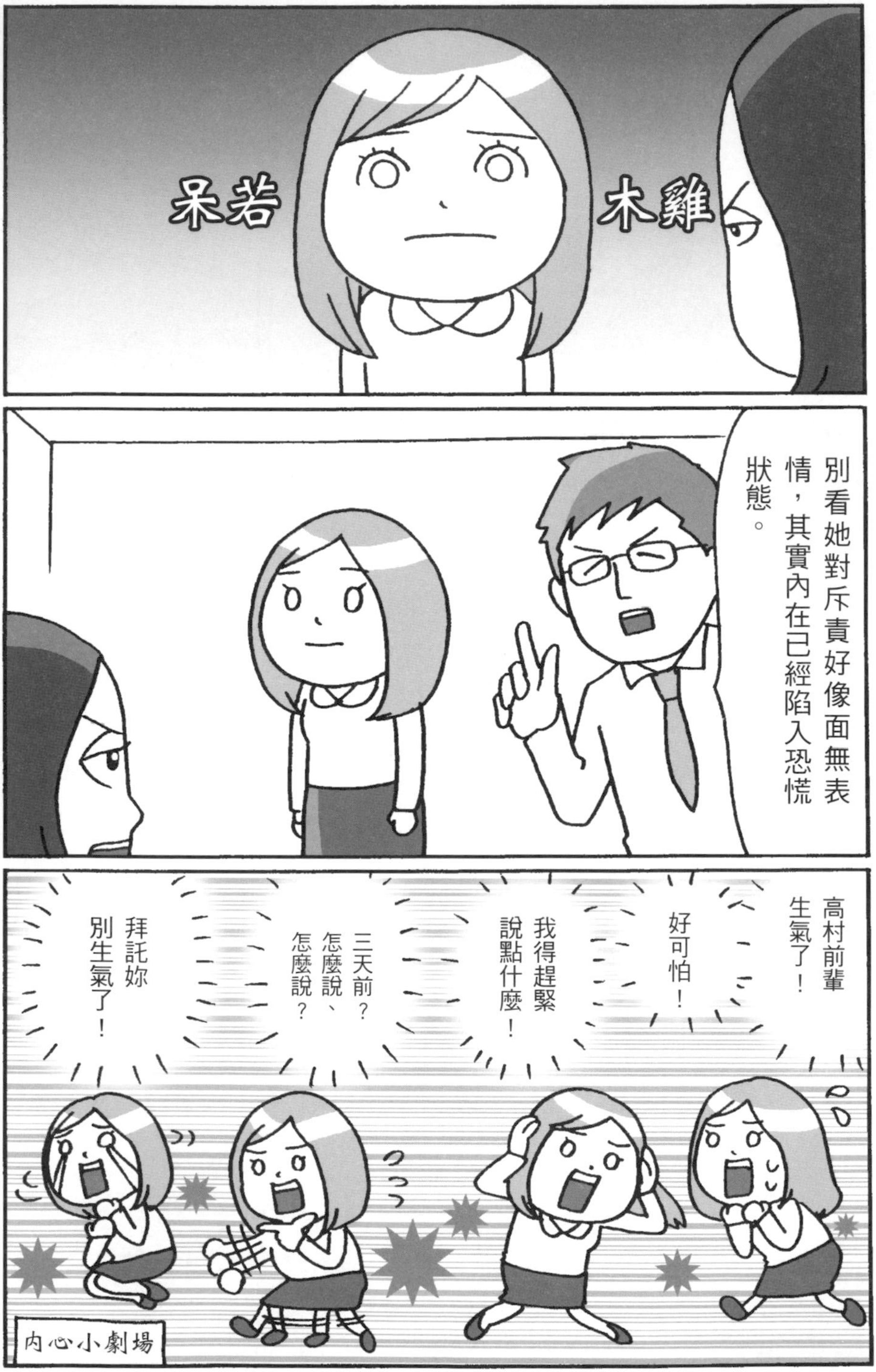
呆若木雞
別看她對斥責好像面無表情，其實內在已經陷入恐慌狀態。
高村前輩生氣了！
好可怕！
我得趕緊說點什麼！
三天前？怎麼說、怎麼說？
拜託妳別生氣了！
內心小劇場

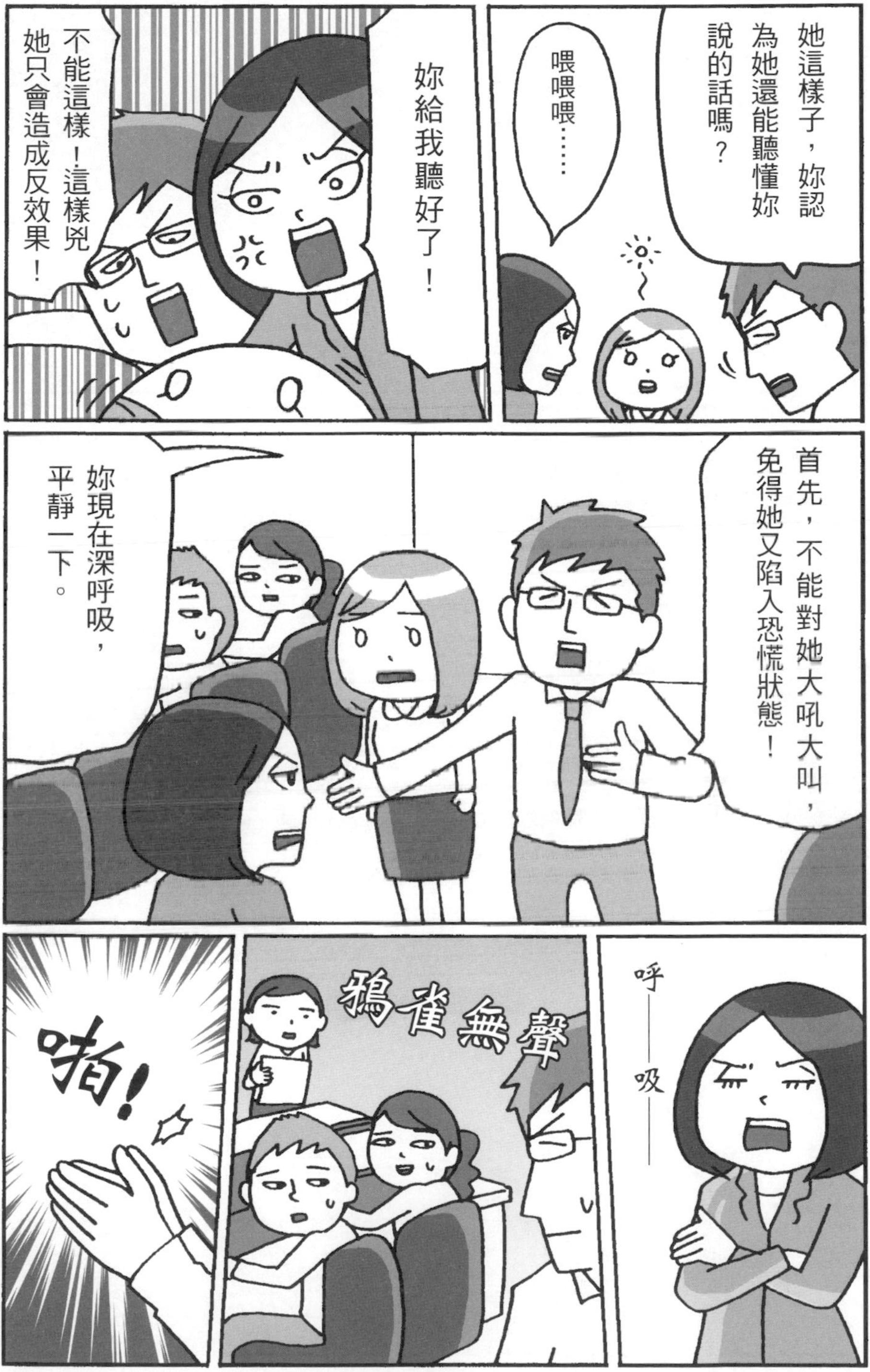
她這樣子，妳認為她還能聽懂妳說的話嗎？
喂喂喂……
妳給我聽好了！
不能這樣！這樣兇她只會造成反效果！
首先，不能對她大吼大叫，免得她又陷入恐慌狀態！
妳現在深呼吸，平靜一下。
呼——吸——
鴉雀無聲
啪！

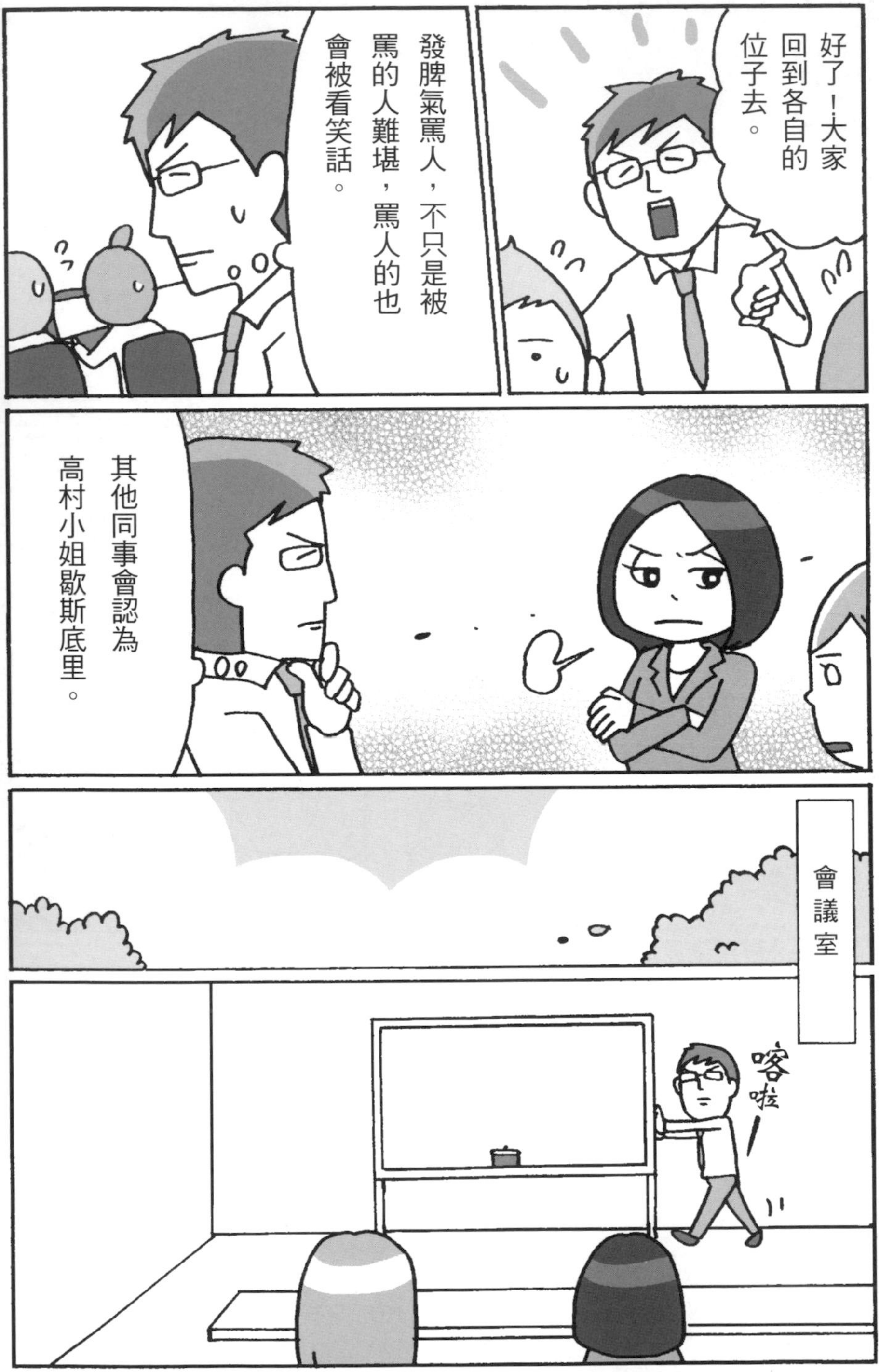
好了！大家回到各自的位子去。
發脾氣罵人，不只是被罵的人難堪，罵人的也會被看笑話。
其他同事會認為高村小姐歇斯底里。
會議室
喀啦

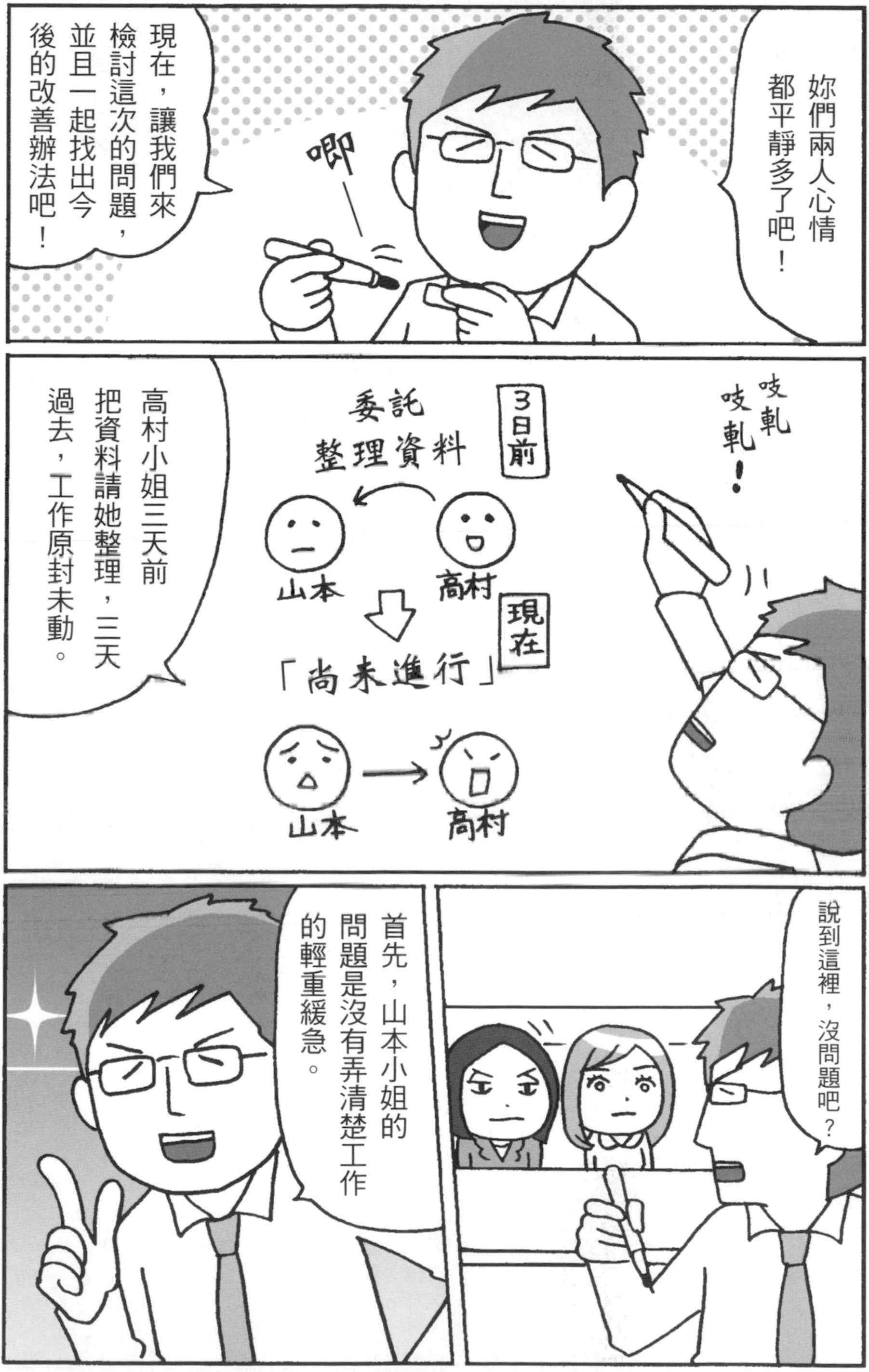
妳們兩人心情都平靜多了吧！
唧—
現在，讓我們來檢討這次的問題，並且一起找出今後的改善辦法吧！
吱軋吱軋！
3日前
委託
整理資料
高村
山本
現在
「尚未進行」
山本
高村
高村小姐三天前把資料請她整理，三天過去，工作原封未動。
說到這裡，沒問題吧？
首先，山本小姐的問題是沒有弄清楚工作的輕重緩急。

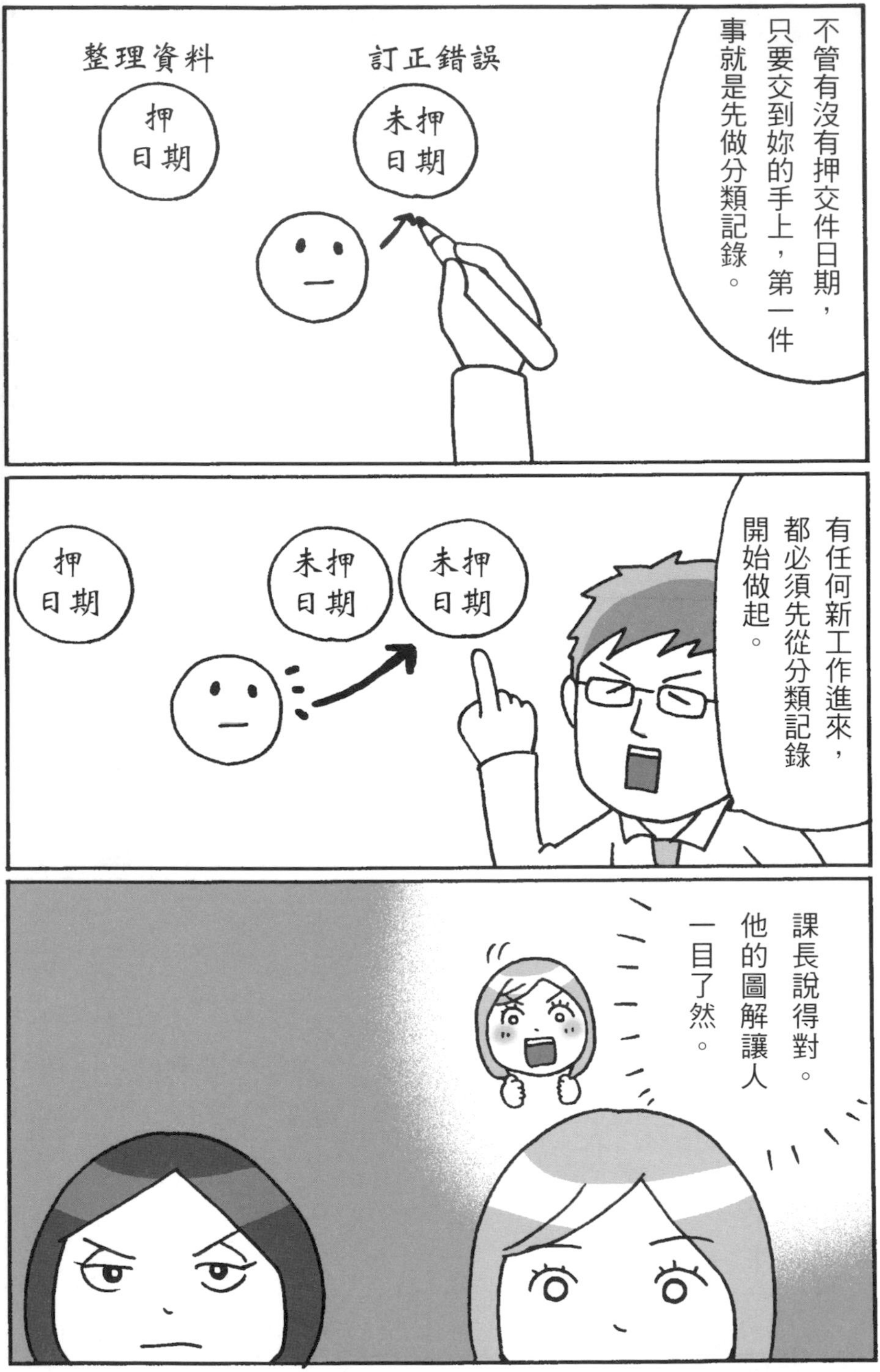
不管有沒有押交件日期，只要交到妳的手上，第一件事就是先做分類記錄。
整理資料
訂正錯誤
押日期
未押日期
有任何新工作進來，都必須先從分類記錄開始做起。
押日期
未押日期
未押日期
課長說得對。他的圖解讓人一目了然。

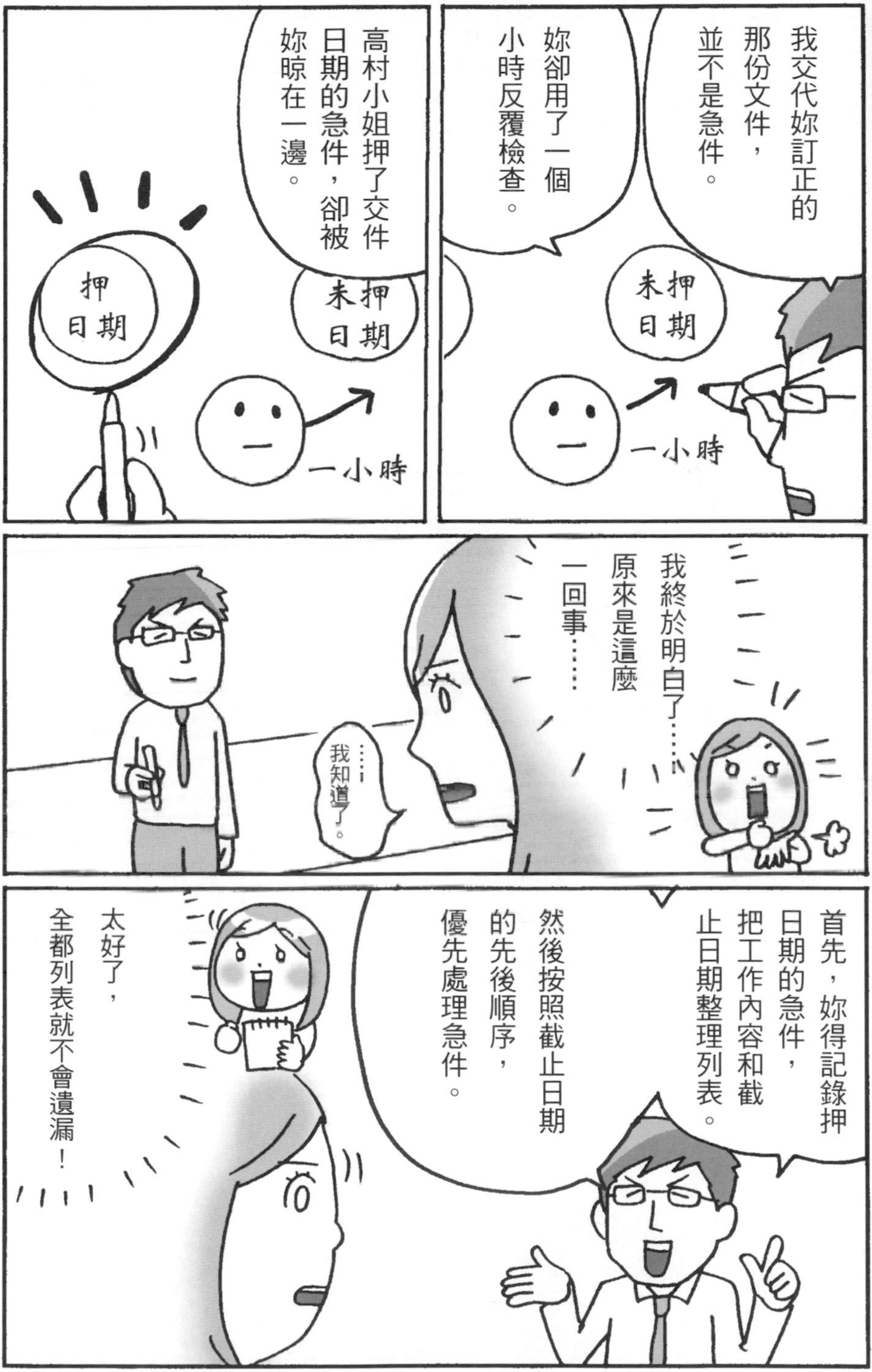
我交代妳訂正的那份文件，並不是急件。
妳卻用了一個小時反覆檢查。
未押日期
一小時
高村小姐押了交件日期的急件，卻被妳晾在一邊。
未押日期
一小時
押日期
我終於明白了……原來是這麼一回事……
……我知道了。
首先，妳得記錄押日期的急件，把工作內容和截止日期整理列表。
然後按照截止日期的先後順序，優先處理急件。
太好了，全都列表就不會遺漏！

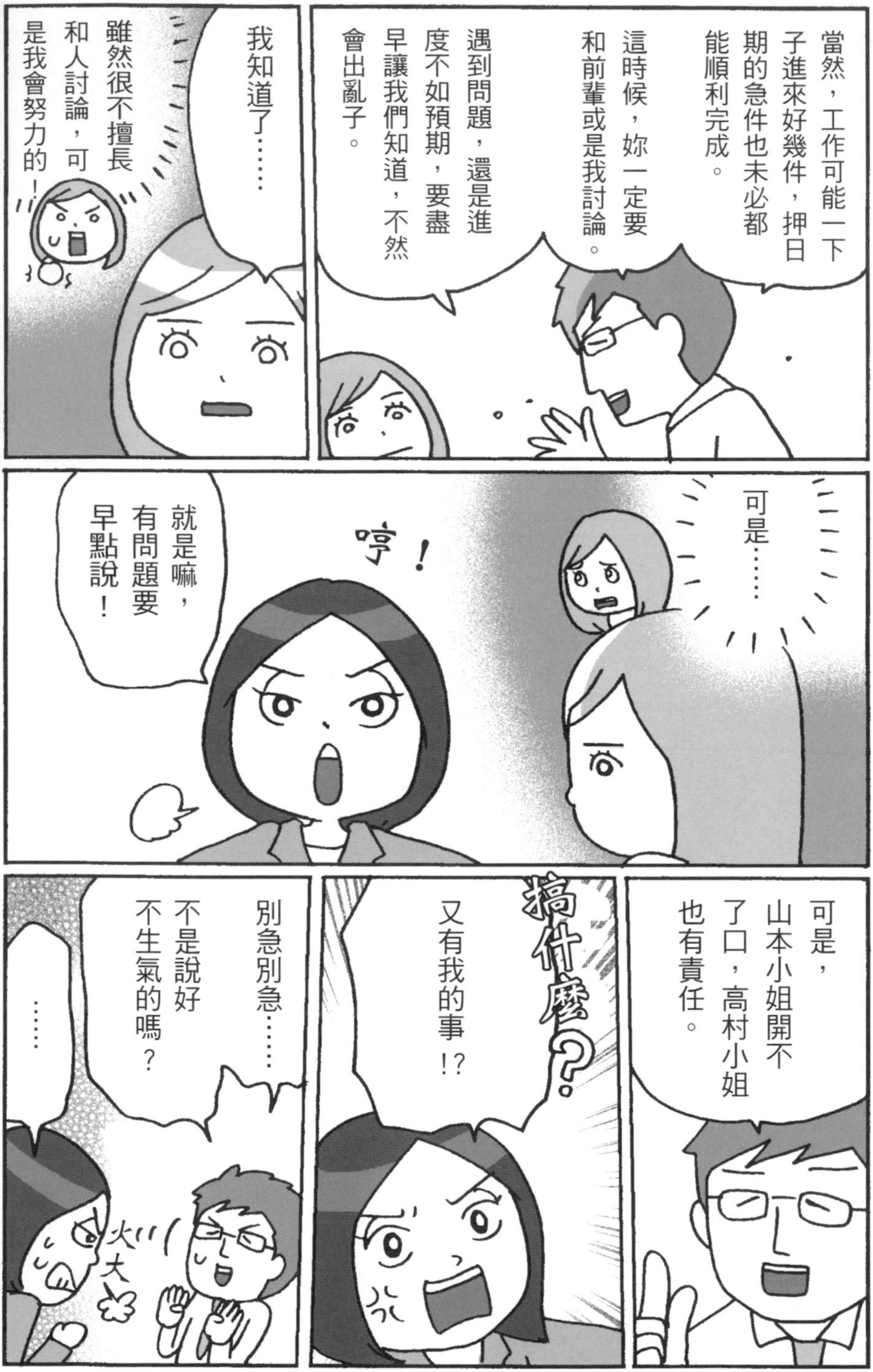
當然，工作可能一下子進來好幾件，押日期的急件也未必都能順利完成。
這時候，妳一定要和前輩或是我討論。
遇到問題，還是進度不如預期，要盡早讓我們知道，不然會出亂子。
我知道了……
雖然很不擅長和人討論，可是我會努力的！
可是……
哼！
就是嘛，有問題要早點說！
可是，山本小姐開不了口，高村小姐也有責任。
搞什麼？
又有我的事!?
別急別急……不是說好不生氣的嗎？
……

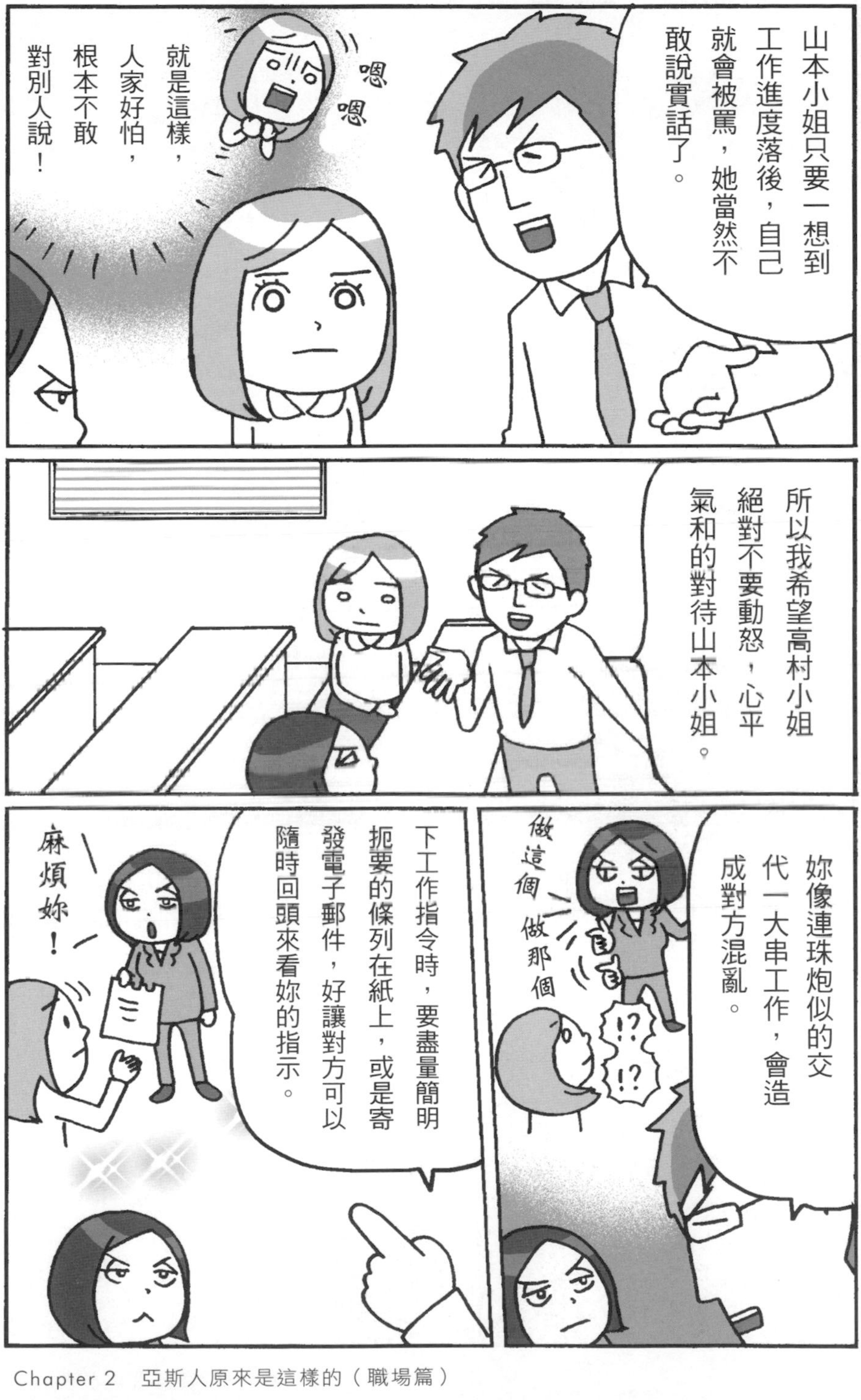
山本小姐只要一想到工作進度落後，自己就會被罵，她當然不敢說實話了。
嗯嗯
就是這樣，人家好怕，根本不敢對別人說！
所以我希望高村小姐絕對不要動怒，心平氣和的對待山本小姐。
妳像連珠炮似的交代一大串工作，會造成對方混亂。
做這個
做那個
!?
!?
下工作指令時，要盡量簡明扼要的條列在紙上，或是寄發電子郵件，好讓對方可以隨時回頭來看妳的指示。
麻煩妳！

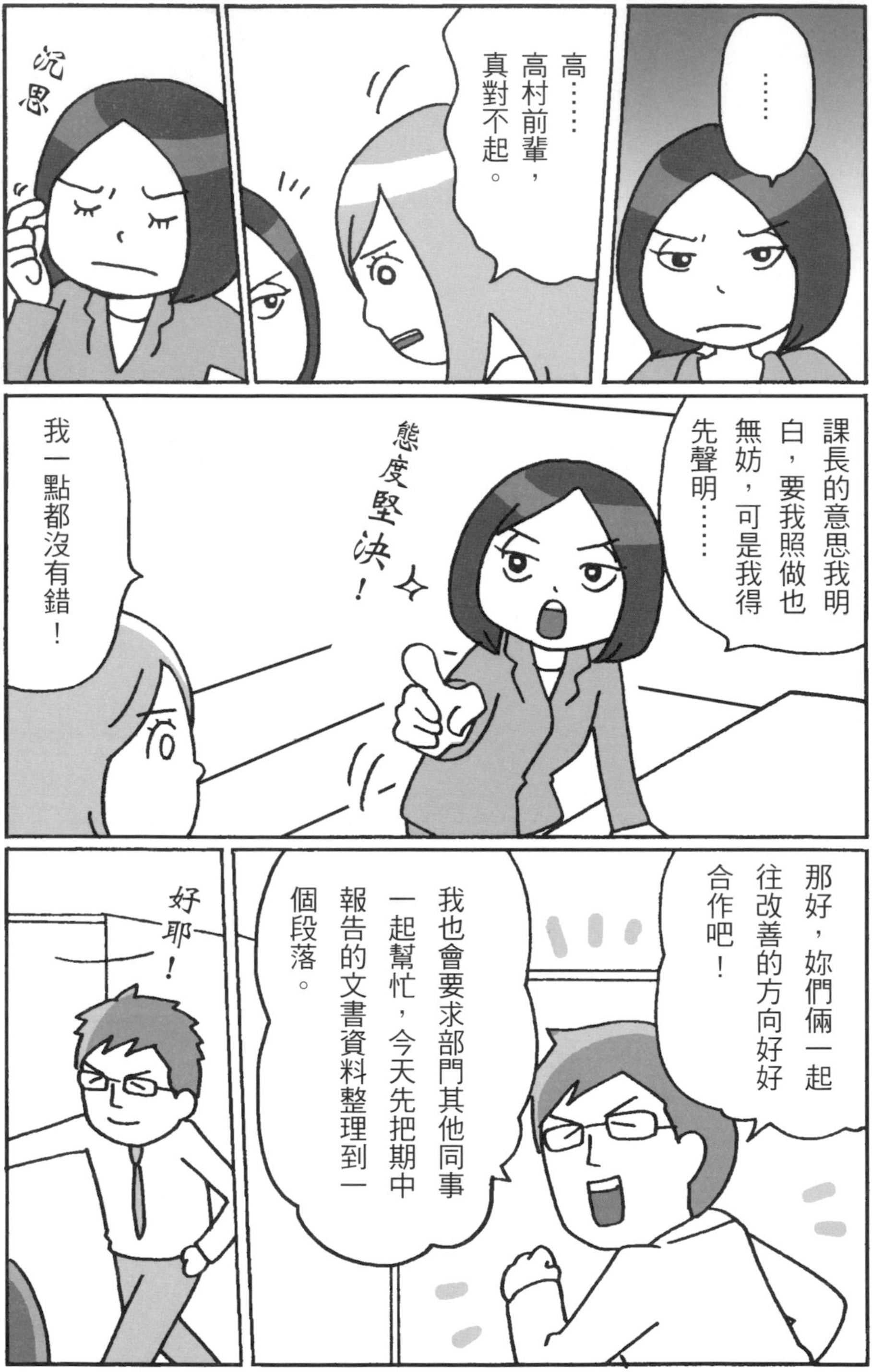
……
高……
高村前輩，
真對不起。
沉思
課長的意思我明白，要我照做也無妨，可是我得先聲明……
態度堅決！
我一點都沒有錯！
那好，妳們倆一起往改善的方向好好合作吧！
我也會要求部門其他同事一起幫忙，今天先把期中報告的文書資料整理到一個段落。
好耶！

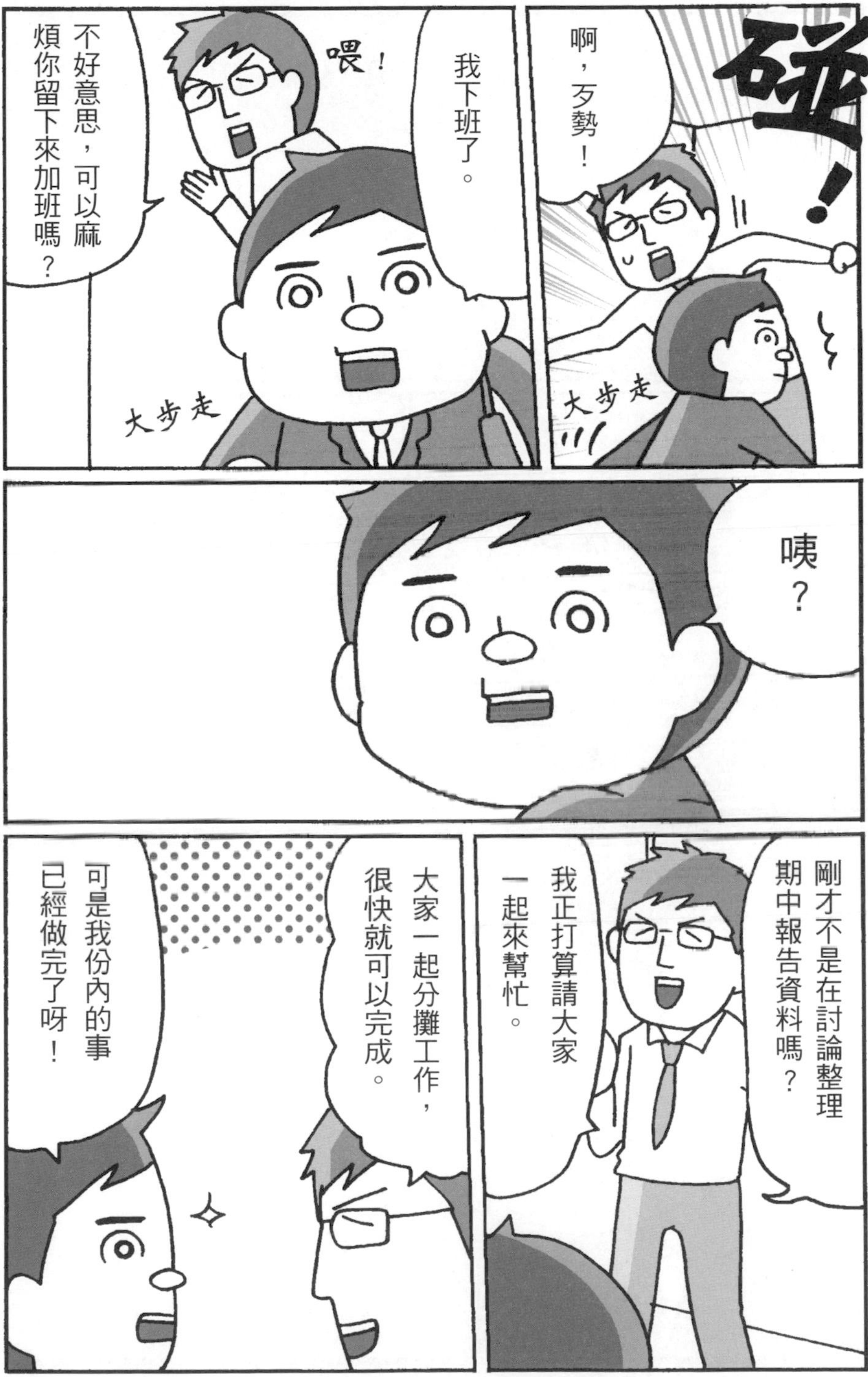
碰！
啊，歹勢！
大步走
我下班了。
喂！
不好意思，可以麻煩你留下來加班嗎？
大步走
咦？
剛才不是在討論整理期中報告資料嗎？
我正打算請大家一起來幫忙。
大家一起分攤工作，很快就可以完成。
可是我份內的事已經做完了呀！

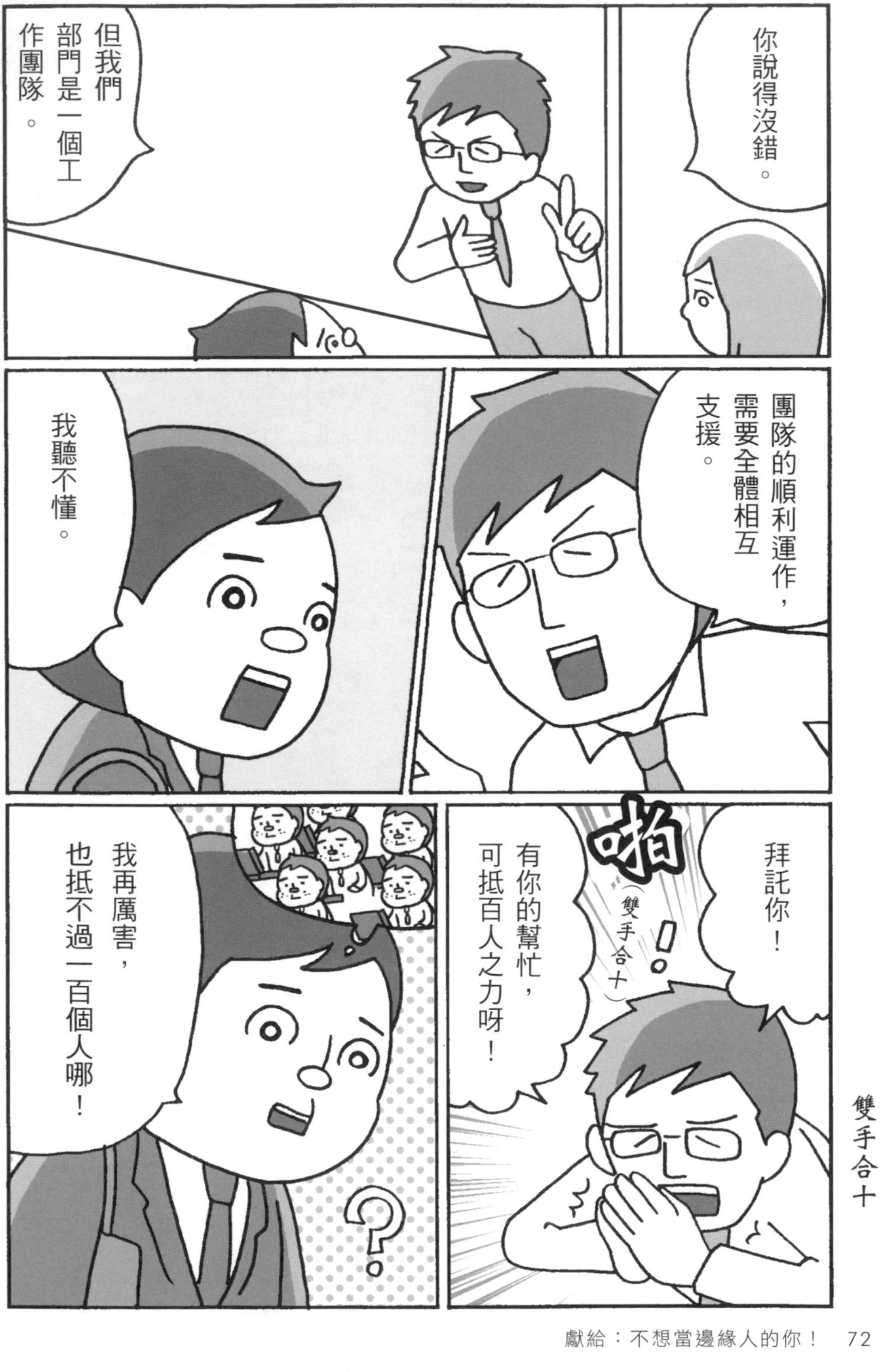
你說得沒錯。
但我們部門是一個工作團隊。
團隊的順利運作，需要全體相互支援。
我聽不懂。
拜託你！
啪！
（雙手合十）
有你的幫忙，可抵百人之力呀！
雙手合十
我再厲害，也抵不過一百個人哪！
?

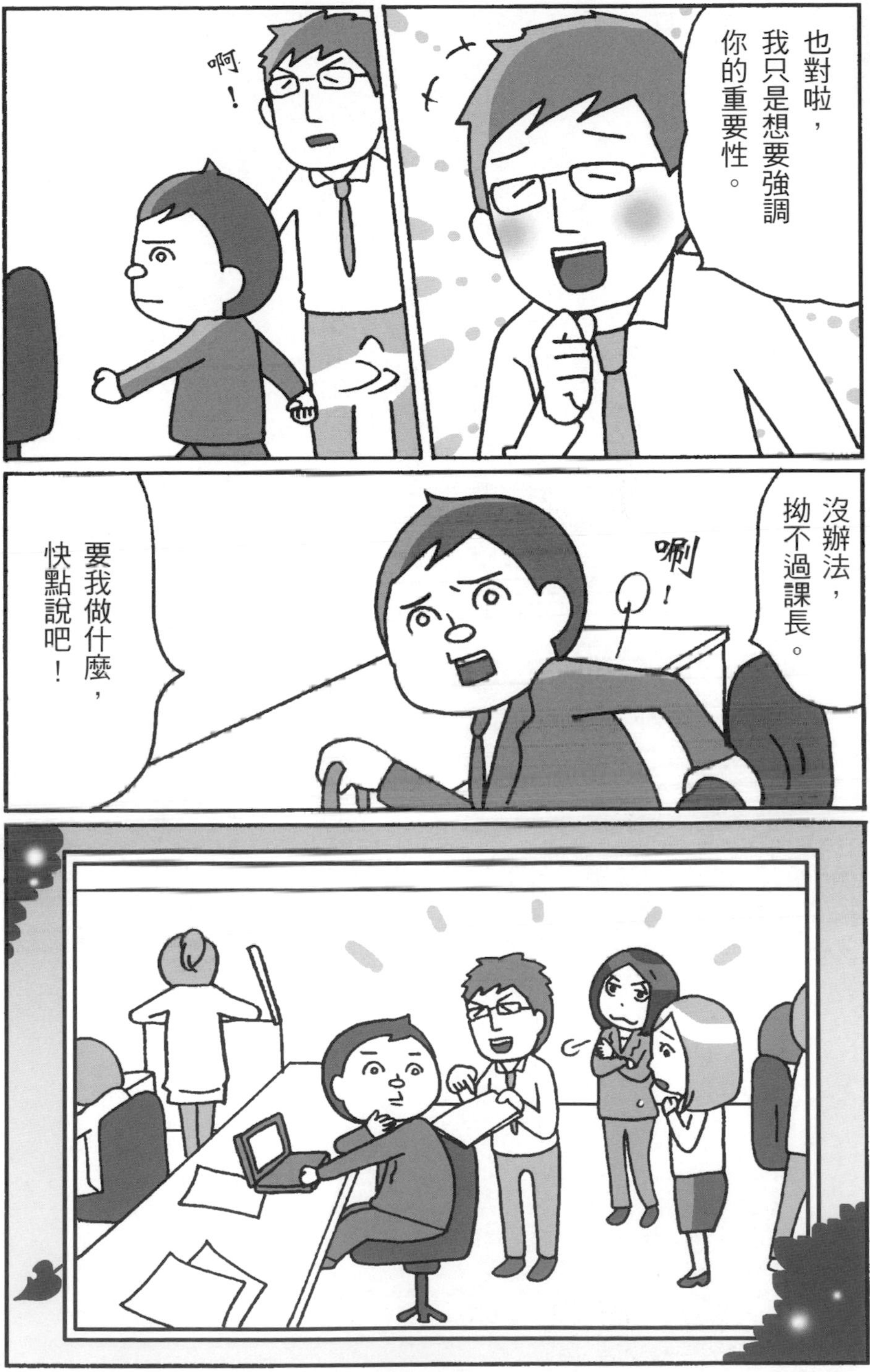
也對啦，我只是想要強調你的重要性。
啊！
沒辦法，拗不過課長。
唰！
要我做什麼，快點說吧！

Chapter 2

為什麼工作出包？

①拙於「報告、聯絡、討論」

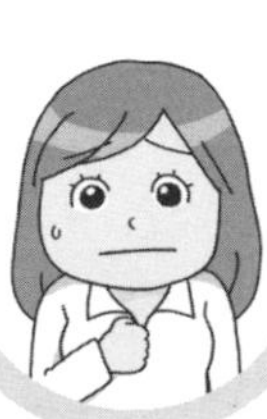

拙於「報連相」，容易被視為缺乏協調性

亞斯人為什麼容易在職場上出包呢？

社會人士必備的基本能力——「報告、聯絡、討論」，往往是亞斯人所欠缺。他們無法洞悉對方想要什麼、對自己的言行作何感受，錯以為自己知道的，對方也應該知道。許多被動型的亞斯人，面對非得和人討論不可的作業，不是壓根認為沒必要，就是害怕對方不知會如何反應，於是逃避與人接觸。但是，不進行「報連相」的結果，事態只會更加惡化。

亞斯人也不擅於區別工作的輕重緩急，錯把急事當緩事處理。而就算真

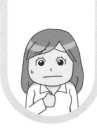

的延誤進度，如果適時報告辦公室前輩或上司，大家或許還可以幫忙補救。但是他們既不報告，又不和人討論，等到東窗事發已經為時太遲。此外，被動型亞斯人不容易表露情緒，周圍很難察覺他們的工作是否順利，這也是導致問題發現太遲的原因。

像這樣，不和前輩或上司報告、連繫、討論，一個人悶著頭進行，難怪會被視為協調性太差、缺乏團隊合作精神，而失去大家的信任。

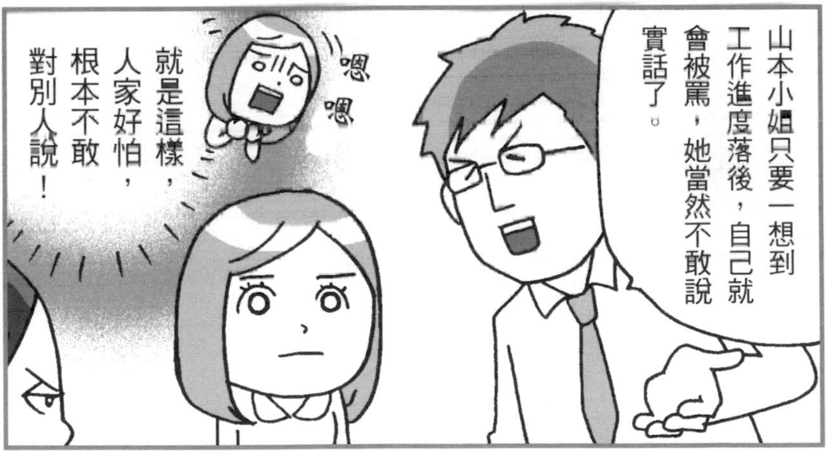
山本小姐只要一想到工作進度落後，自己就會被罵，她當然不敢說實話了。
嗯嗯
就是這樣，人家好怕，根本不敢對別人說！

不容易表達情緒的被動型，也拙於「報相連」。遭遇問題時，獨自一個人苦惱不敢說，放任事態擴大。

編註：「報連相」（報告、連繫、討論）是日本職場特殊文化，上班族將「報連相」奉為金科玉律，為人部屬要隨時對主管做好「報告、連繫、討論」這三件事，隨時做好事前溝通，工作進度就可以控管在一定的品質。

Chapter 2

為什麼工作出包？②無法同時多頭兼顧

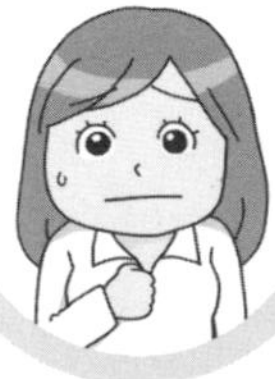

行事過度執著，無法勝任多重任務（multitask）

「行事過度執著」是本書第四十五頁列舉的亞斯人三大特質之一，也是妨礙工作順利進行的一大主因。

亞斯人傾向過於專注單一目標，眼裡只有手上的一件工作，無力分神顧及其他，所以「一邊開會，一邊寫記錄」、「一邊看文件，一邊講電話」之類，必須同時多頭兼顧的工作，對他們來說非常吃力。

他們之所以不能辨別事情的輕重緩急，也正是因為無法分散注意力，同時兼顧多重任務使然。因此只要發生意料之外的突發狀況，他們就慌了手腳。像是工作半途要他們接聽電話，或同事突然插話，都會讓他們陷入慌亂，顧此失彼。

所以，交待他們工作的時候，最好是等上一件完成，再指示下一件。有的亞斯人若未能預先掌握事情的來龍去脈，內心會感到很不踏實，總是擔憂害怕而猶豫不前。這時候，最好先大致向他們說明前因後果，讓他們安心。

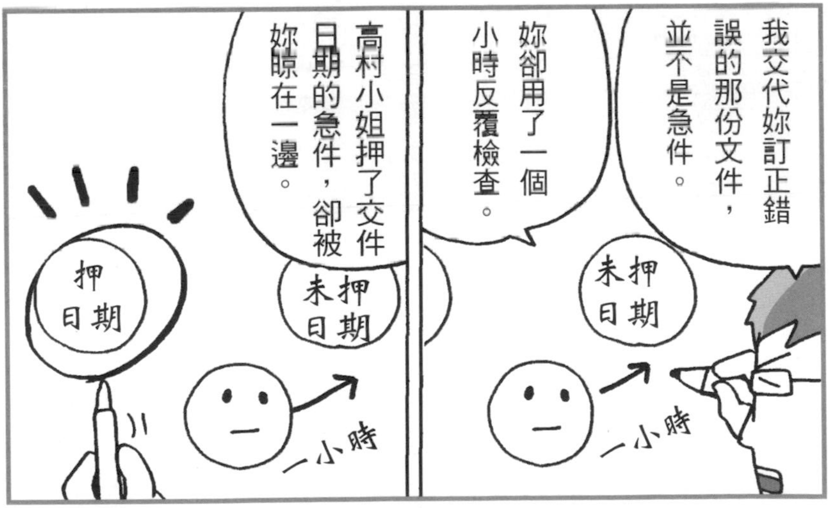
我交代妳訂正錯誤的那份文件，並不是急件。
妳卻用了一個小時反覆檢查。
未押日期
一小時
高村小姐押了交件日期的急件，卻被妳晾在一邊。
未押日期
押日期
一小時

對亞斯人來說，整體把握自己的工作，分頭循序進行，是高難度挑戰。

Chapter 2

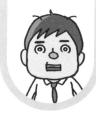

為什麼工作出包？③老是狀況外

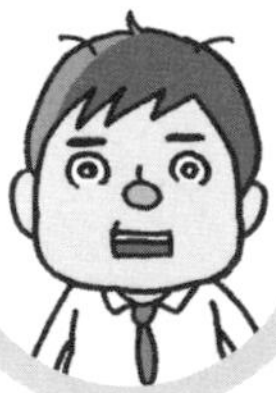

不易進入狀況，必須一個口令一個動作

「不會看狀況」的特質，也是亞斯人在職場碰壁的一大原因。這是因為無法解讀他人的表情和現場氣氛的緣故。

比方說，大家參加腦力激盪會議，紛紛踴躍地拋出點子，亞斯人卻始終坐冷板凳，從頭到尾不發一語。他們不認為別人都在絞盡腦汁，自己多少也要有點表示。而就在他們動腦的時候，討論已經轉進到下一個議題。

相反的，有的亞斯人則是話太多，干擾整場會議的進行。

少根筋的亞斯人也不會注意到整個辦公室已經忙到人仰馬翻，自己仍氣定神閒的穩坐如山，好像身邊的紛擾都與自己無關。即便看到大家手忙腳亂，也不認為自己有必要幫忙，或者，不知道自己該如何幫忙。

其實，這時只要有人在旁邊提點一下，事情就能圓滿解決。亞斯人並非故意袖手旁觀，而是需要他人給予具體的指示，他們就會動起來。但如果想等亞斯人自己察覺狀況，然後自動自發地採取行動，恐怕得等到地老天荒了。

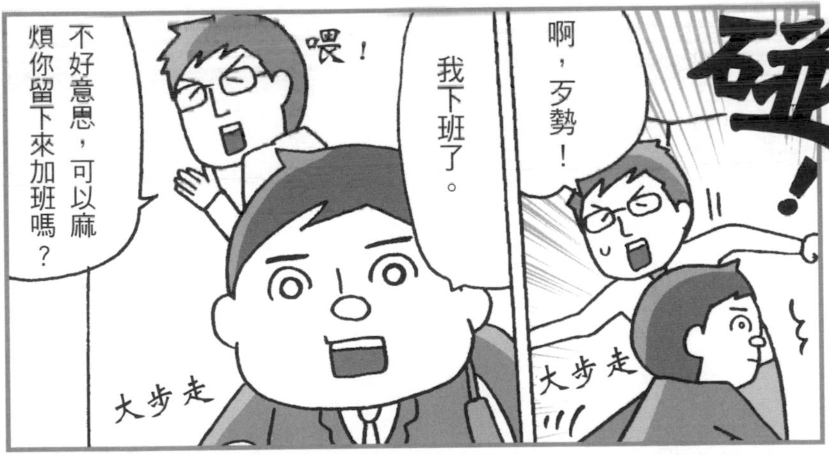

碰！
啊，歹勢！
大步走
我下班了。
喂！
不好意思，可以麻煩你留下來加班嗎？
大步走

亞斯人不會分神注意到身邊發生的緊急狀況，所以能夠心安理得地自顧自下班走人。

Chapter 2

為什麼不能融入職場？

①不懂察言觀色

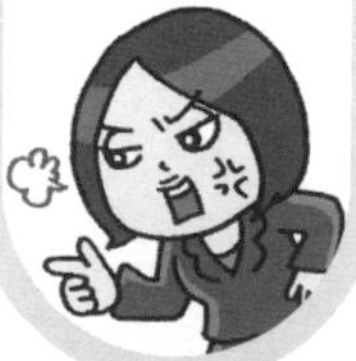

心裡話和盤托出，講話太直白

職場的工作不僅限於上班時間的勤務，從廣義上來說，與一起打拚的同事、前輩、上司交流，建立和諧的人際關係，也是工作的一環。

然而，亞斯人的人際溝通很「獨特」。異常積極型的亞斯人不在意對方的反應，講到興頭上，滔滔不絕，沒完沒了。被動型的亞斯人正好相反，他們不善表露自己的想法和情緒，看似缺乏反應。

人與人的社交對話有如玩投接球遊戲。自己說出一句話，接收對方的反應以後，再拿捏下一句怎麼說。亞斯人說話的感覺，卻像是只顧自己不斷投球，而不打算接住對方投來的球，也不在意對方是否把球投過來。

不但如此，他們不顧慮對方的感受，內心想什麼說什麼，因為說話太直接，即便言之有理，對方也會感到不舒服。

亞斯人會這麼「白目」，其實是因為他們無法想像對方的立場，有的亞斯人甚至壓根沒想到別人可以和自己有不同的想法。此外，不懂得察言觀色，不會看現場氣氛，也是讓他們處處顯得「不識相」的原因。

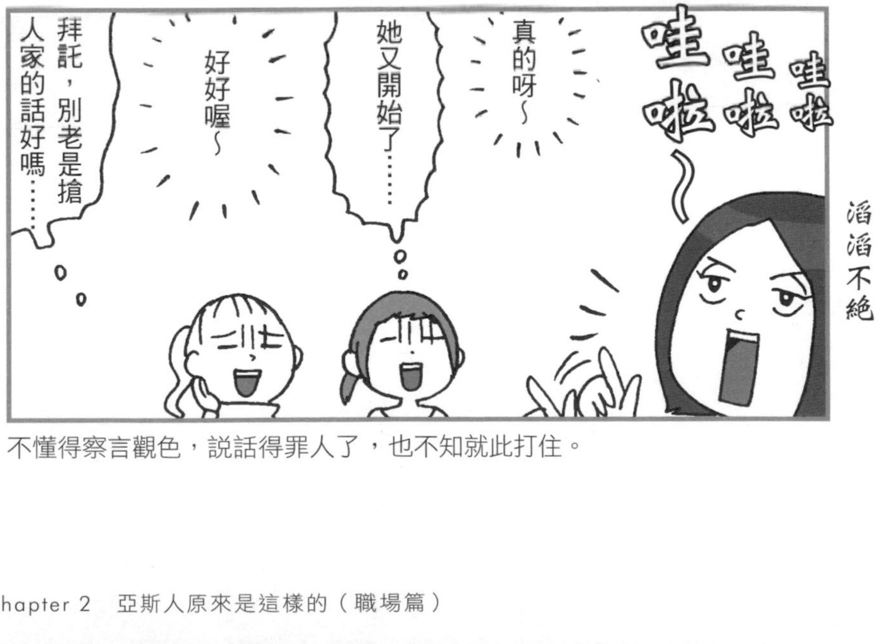

哇啦哇啦哇啦～
滔滔不絕
真的呀～
她又開始了……
好好喔～
拜託，別老是搶人家的話好嗎……

不懂得察言觀色，說話得罪人了，也不知就此打住。

Chapter 2

為什麼不能融入職場？

②社交互動困難

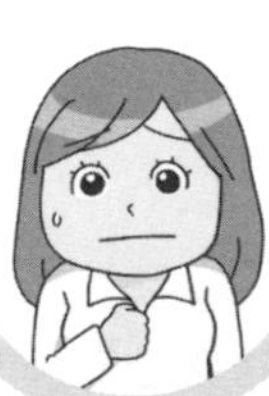

很難聊又不善交際

第八十一頁已經說明，社交對話是有來有往的投接球遊戲，但是亞斯人玩不起來。有的亞斯人一談到自己擅長的領域便口若懸河，停不下來，但是對於自己不感興趣的話題或閒聊，他們就十分不耐煩。

一般來說，職場不是聊天氣、電視電影，就是時事話題。但是亞斯人對於自己不感興趣的事，既不想要知道，也認為沒必要知道。

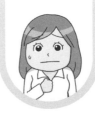

對於同事聚會或酒攤這類，可以加深同事情誼的互動機會，他們也敬而遠之。社會人士都知道，為了修好人際關係這堂課，這些下班後的聚會其實

也是工作的一環。偏偏亞斯人缺乏這樣的認知。在他們眼裡，這些聚會就和閒聊一樣沒意義，與其把時間浪費在交際，不如早早回家擁抱自己的小天地。硬要他們勉強出席，他們會如坐針氈，不知如何是好。

和人很難聊，又不參加聯誼聚會，日子久了，就被當成不合群的異類，遭到同事孤立。萬一在工作上遇到困難，也很難開口請求支援。

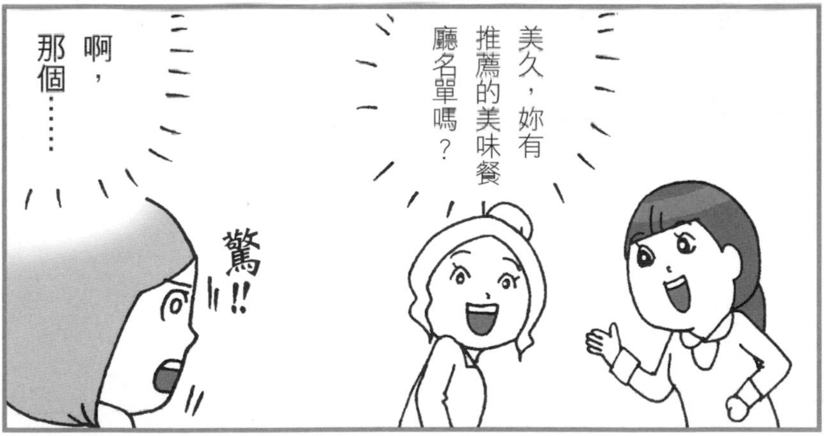

因為話題資料庫貧乏，雖然只是閒聊，他們也往往搭不上話。

Chapter 2

亞斯人擅長的工作、不擅長的工作

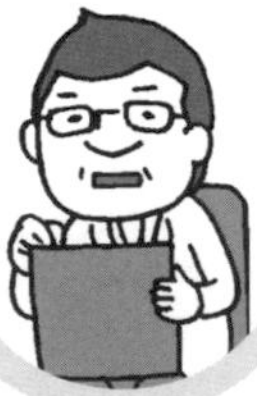

建議從事不必與人群打交道，需要獨立專注的工作

亞斯人適合從事哪一類工作、不適合從事哪一類工作呢？

首先，具備高度專注力、擅長獨立作業的人，適合從事研究、校正或校對工作，還有倉庫、工廠的人員，或是程式設計師、工程師等等。此外，藝術創作不受常規限制，能自由發揮創意、揮灑獨特的感受力，也適合部分亞斯人。

不善人際溝通的亞斯人，基本上並不宜從事需要大量接觸人群的職業，應避開業務員、護理師、看護師、外交人員等職業類別。然而，不可否認的，亞斯人當中不乏用自己勤懇的態度，逐漸奠定人脈基礎的業務從業者，他們不靠獻殷勤或巴結討好，一樣做出口碑。

此外，需要臨機應變的職種，像是店頭銷售人員、窗口業務人員、隨車服務員、行銷專員等，或是必須同時處理多重要求的接待工作或廚師等，也不適合亞斯人。

至於有強烈個人興趣愛好，能夠鑽研當中自得其樂的人，例如從事研究工作或程式設計等，也可望有好成績。

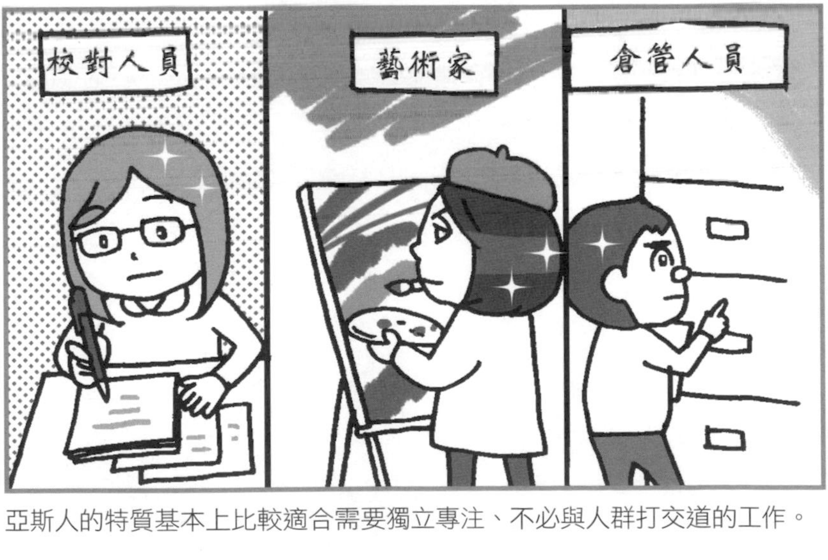

亞斯人的特質基本上比較適合需要獨立專注、不必與人群打交道的工作。

亞斯人小知識 2

亞斯人NG發言集

這樣說會更好！

Q1 你自己的工作已經忙不過來，上司又追加新任務給你，對你說:「抱歉，這件工作也要麻煩你了。」這時，你會怎麼說？

NG發言

異常積極型、孤立型——「我不要。」
被動型 ——「好的，我知道了。」

不留情面的一口回絕，會在對方心中留下不愉快。但如果已經自顧不暇，還要勉強接下新任務，無異是把自己逼上梁山。

OK發言

「我現在的工作已經處理不來……，真的很抱歉。」

一定要先向對方解釋自己的困難，不可以認為拒絕對方是理所當然，甚至表現得理直氣壯。哪怕理由充分，也必須向對方表達你的歉意。在表達歉意的同時，臉上的神情和肢體語言都要同步到位，好讓對方感受到你的誠意。

Q2 上司下達錯誤的指示，讓你白忙一場。這時你會怎麼說？

NG發言

異常積極型——「真氣人，下次小心點！」
被動型、孤立型——「……（無言）」

指著上司的鼻子直接怪罪他的不是，未免太讓人下不了台。但是默不吭聲，又讓場面很尷尬，日子久了還是會心生芥蒂。

OK發言

「我沒有再次確認，是我的疏失。」

自己分明沒有疏失，卻還要跟著道歉，這是維護人際關係的訣竅。究竟誰是誰非，上司自己心裡有數，所以看到你謝罪，他也會心虛：「別這樣説，是我太大意……。」場面就這樣搓圓了。

Q3 你委託晚輩幫忙工作，他高高興興的交給你說：「我完成了！」這時，你會怎麼說？

NG發言

異常積極型——「放桌上就好。」
被動型、孤立型——「知道了。」

以上無論是哪一種回應，都沒有顧慮到晚輩的感受。別忘了，這件工作是你拜託他幫忙的。

OK發言

「謝謝你，辛苦你了。我等一下就看。」

晚輩為了你的請託而盡心盡力，你的一句慰勞和感謝，會讓自己在晚輩心目中留下截然不同的好印象。

如何？Q1～Q3的狀況題，你是否做出NG發言呢？除了以上的狀況題之外，也請檢視自己在日常生活中的發言，盡量朝正面溝通改進。

Chapter 3

亞斯人原來是這樣的（個人篇）

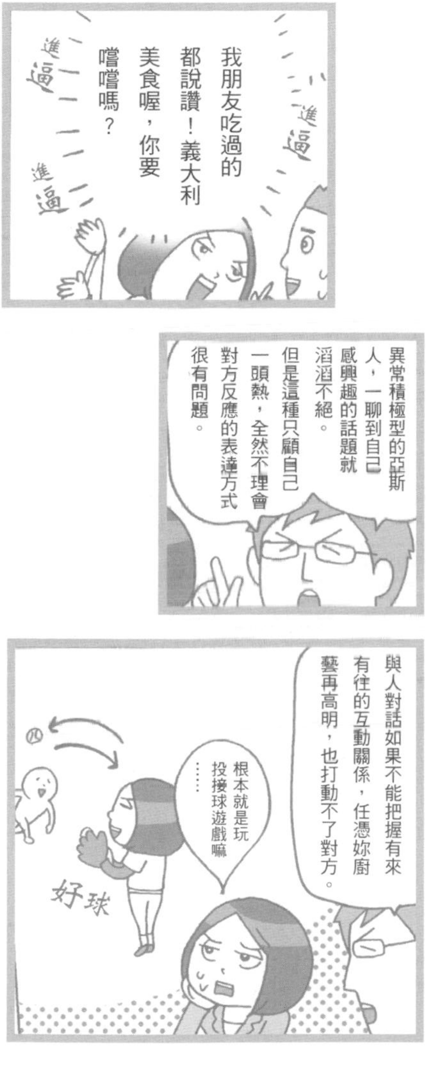
我朋友吃過的都說讚！義大利美食喔，你要嚐嚐嗎？
進逼
進逼
進逼
異常積極型的亞斯人，一聊到自己感興趣的話題就滔滔不絕。
但是這種只顧自己一頭熱，全然不理會對方反應的表達方式很有問題。
與人對話如果不能把握有來有往的互動關係，任憑妳廚藝再高明，也打動不了對方。
根本就是玩投接球遊戲嘛……
好球

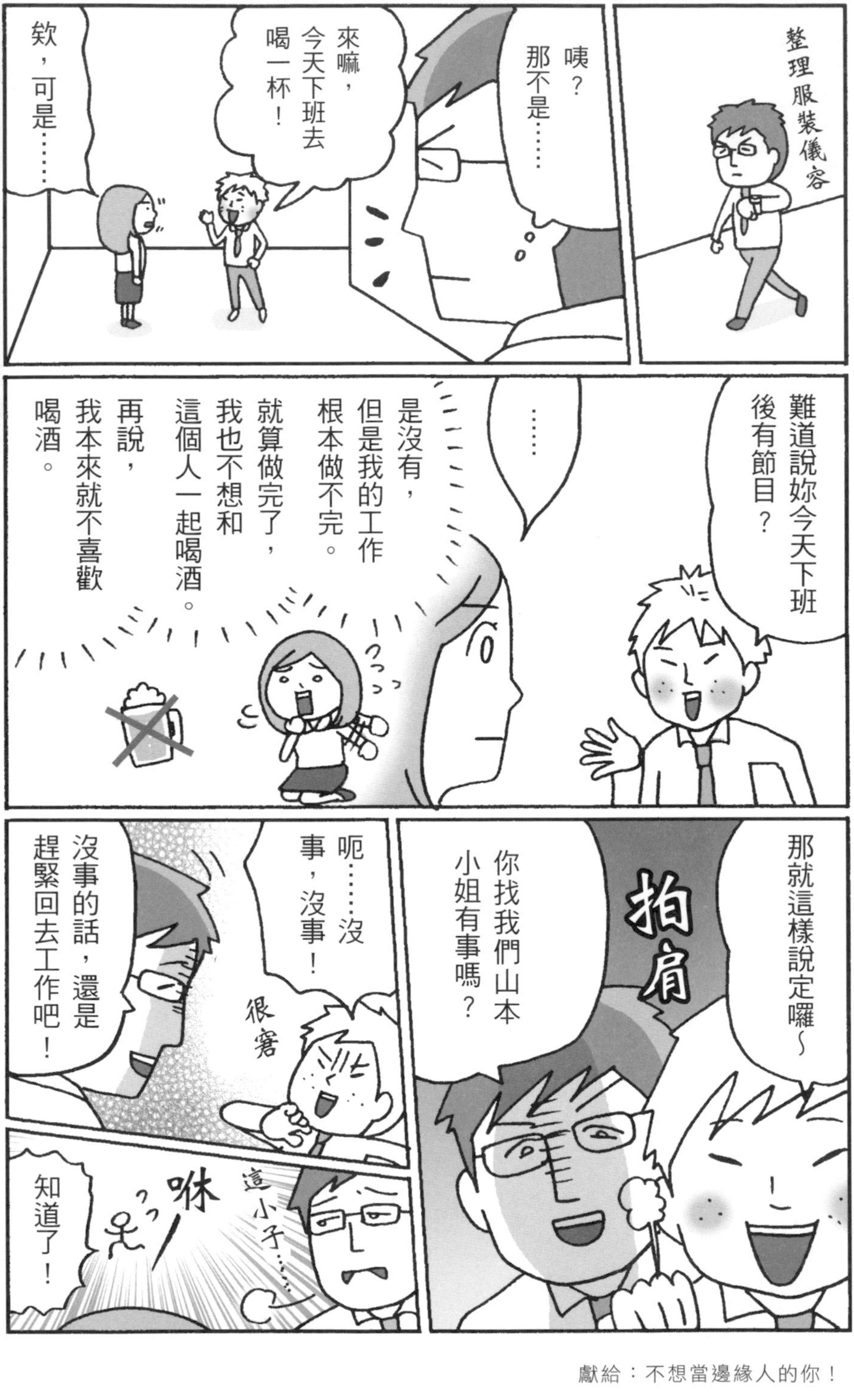
整理服裝儀容
咦？那不是……
來嘛，今天下班去喝一杯！
欸，可是……
難道說妳今天下班後有節目？
……
是沒有，但是我的工作根本做不完。就算做完了，我也不想和這個人一起喝酒。再說，我本來就不喜歡喝酒。
拍肩
那就這樣說定囉～
你找我們山本小姐有事嗎？
呃……沒事，沒事！
很窘
沒事的話，還是趕緊回去工作吧！
這小子……
咻
知道了！

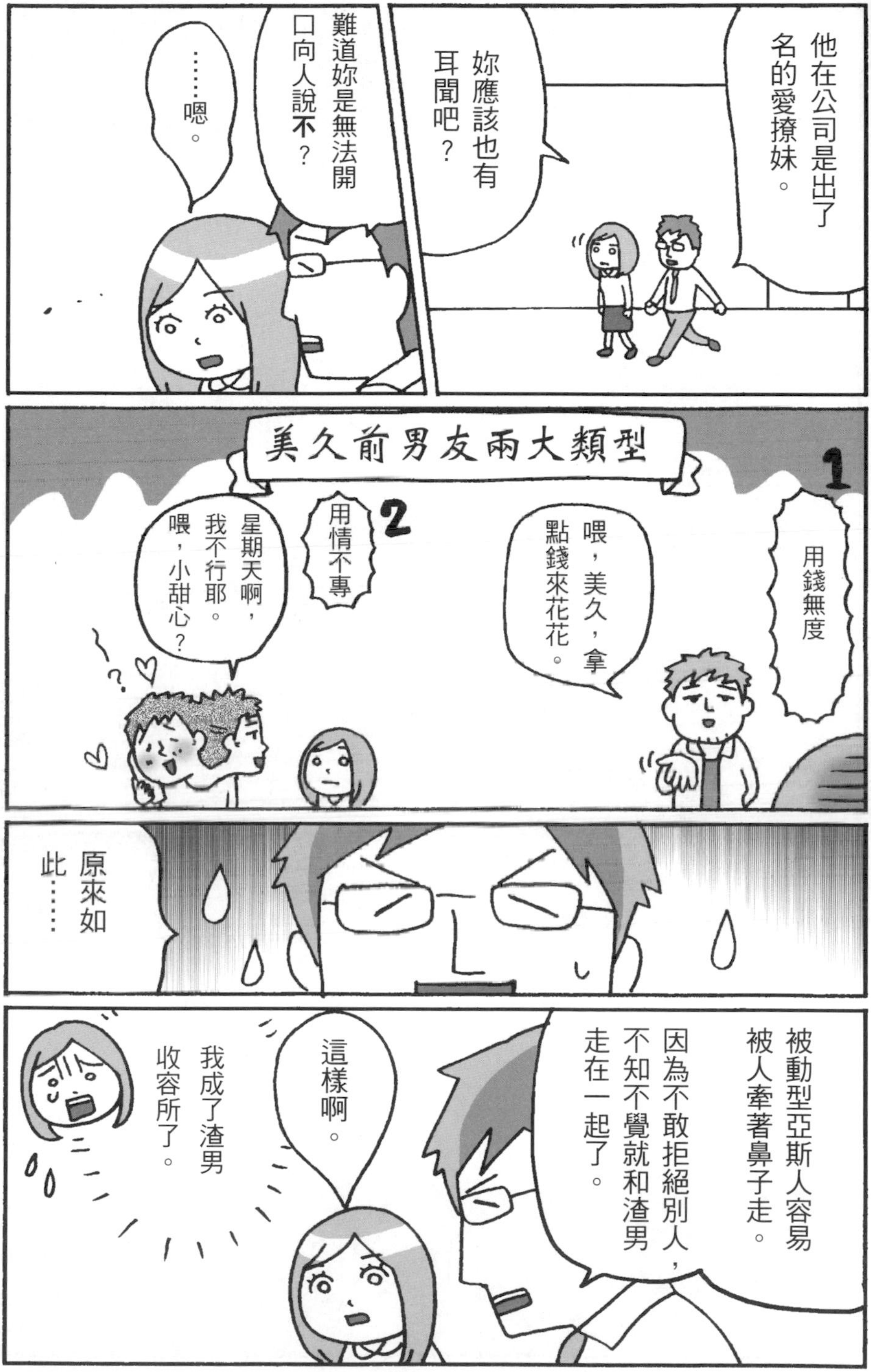
他在公司是出了名的愛撩妹。
妳應該也有耳聞吧？
難道妳是無法開口向人說不？
……嗯。
美久前男友兩大類型
1
用錢無度
喂，美久，拿點錢來花花。
2
用情不專
星期天啊，我不行耶。喂，小甜心？
原來如此……
被動型亞斯人容易被人牽著鼻子走。
因為不敢拒絕別人，不知不覺就和渣男走在一起了。
這樣啊。
我成了渣男收容所了。

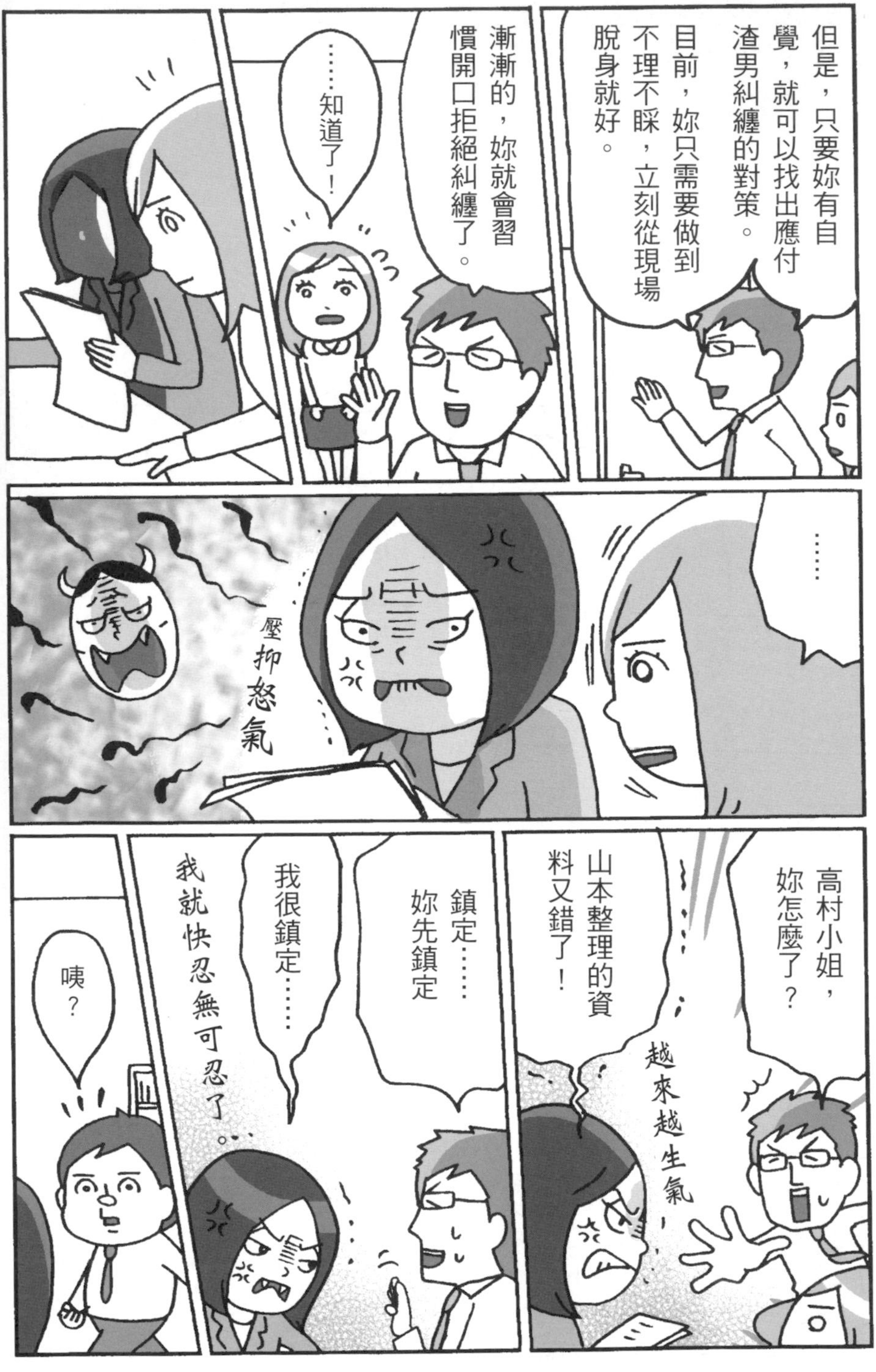
但是，只要妳有自覺，就可以找出應付渣男糾纏的對策。
目前，妳只需要做到不理不睬，立刻從現場脫身就好。
漸漸的，妳就會習慣開口拒絕糾纏了。
……知道了！
……
壓抑怒氣
高村小姐，妳怎麼了？
山本整理的資料又錯了！
越來越生氣
鎮定……
妳先鎮定
我很鎮定……
我就快忍無可忍了。。。
咦？

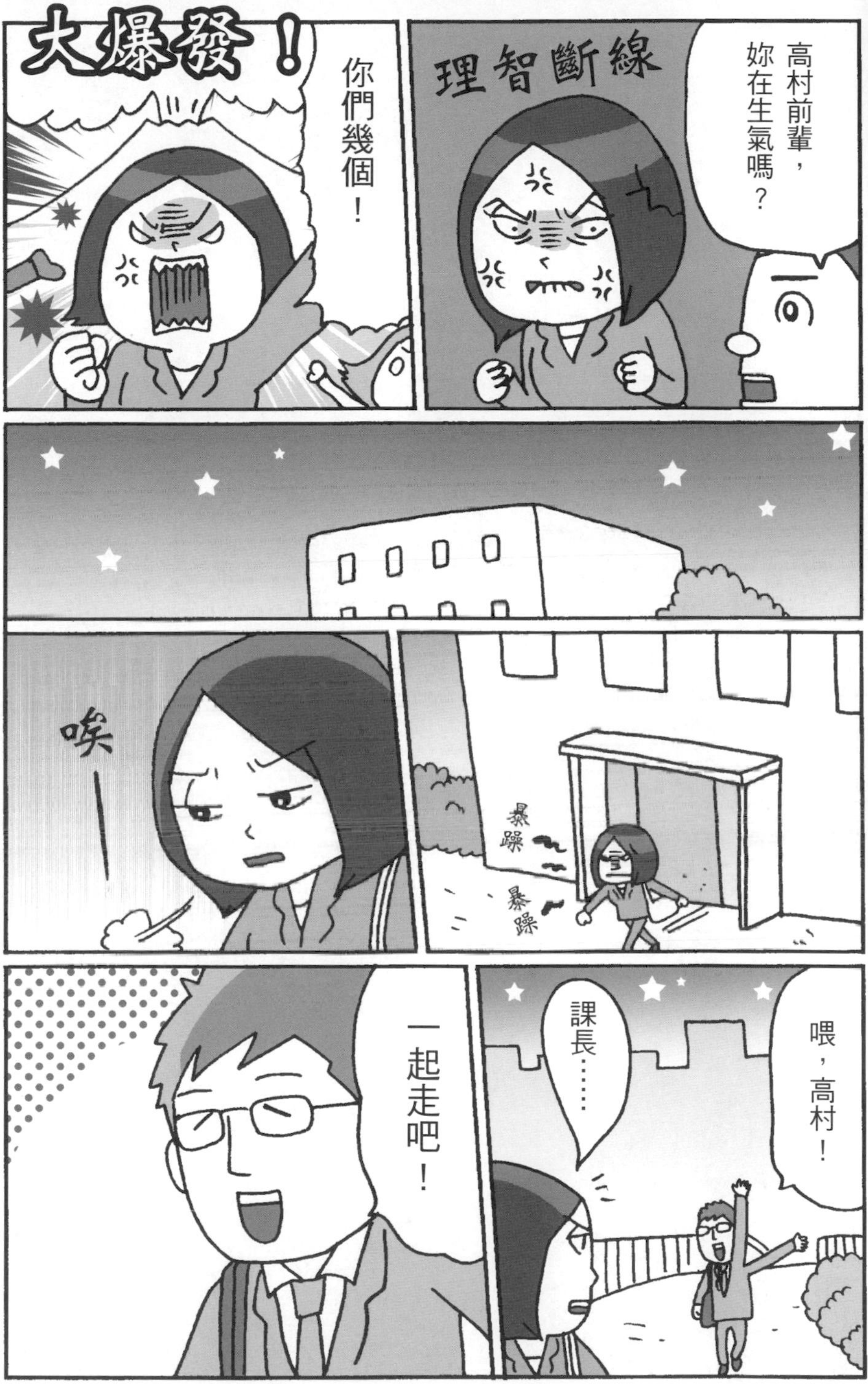
高村前輩，
妳在生氣嗎？
理智斷線
大爆發！
你們幾個！
暴躁
暴躁
唉—
喂，高村！
課長……
一起走吧！

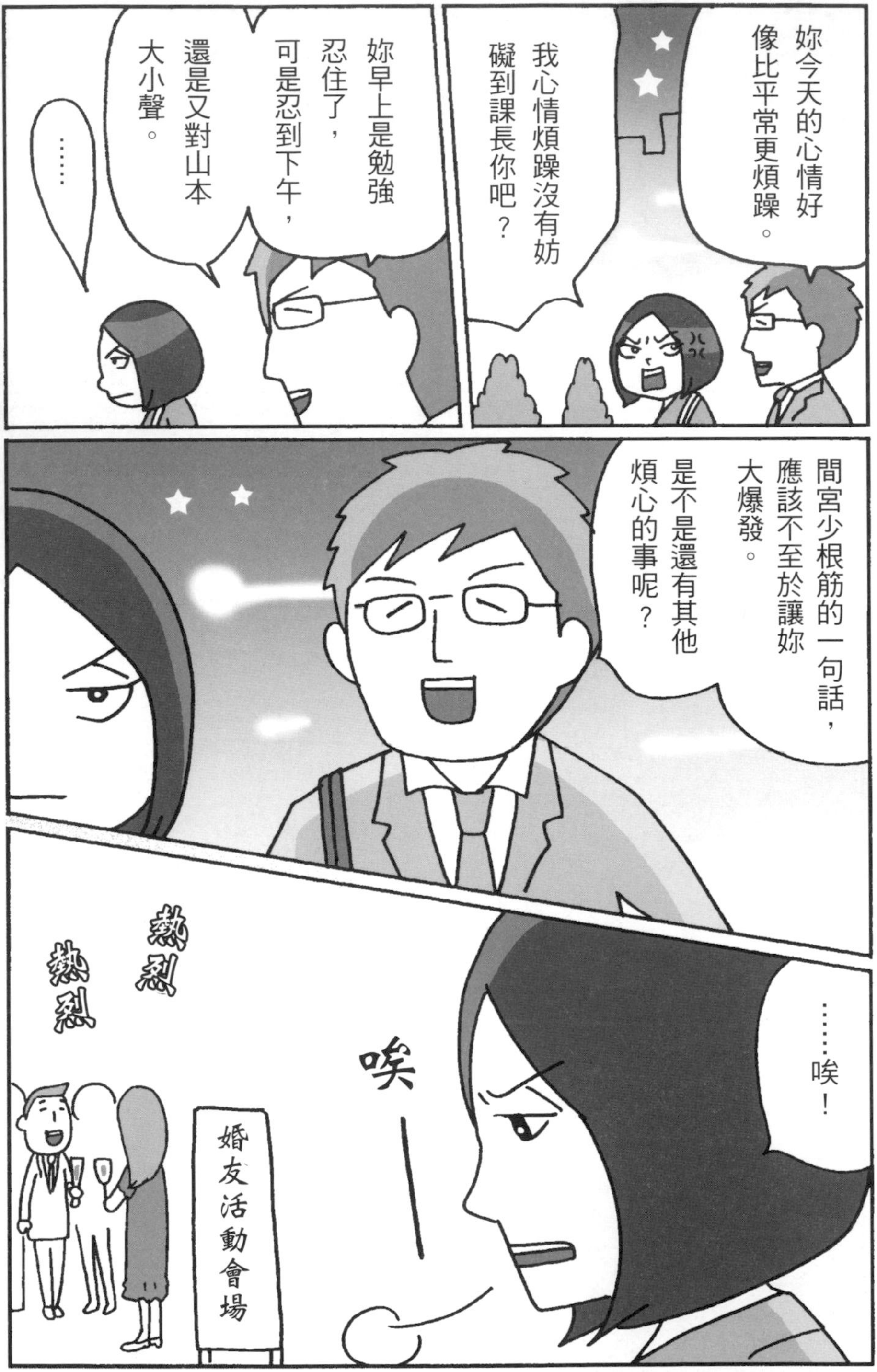
妳今天的心情好像比平常更煩躁。
我心情煩躁沒有妨礙到課長你吧？
妳早上是勉強忍住了，可是忍到下午，還是又對山本大小聲。
……
間宮少根筋的一句話，應該不至於讓妳大爆發。
是不是還有其他煩心的事呢？
……唉！
熱烈
熱烈
婚友活動會場
唉——

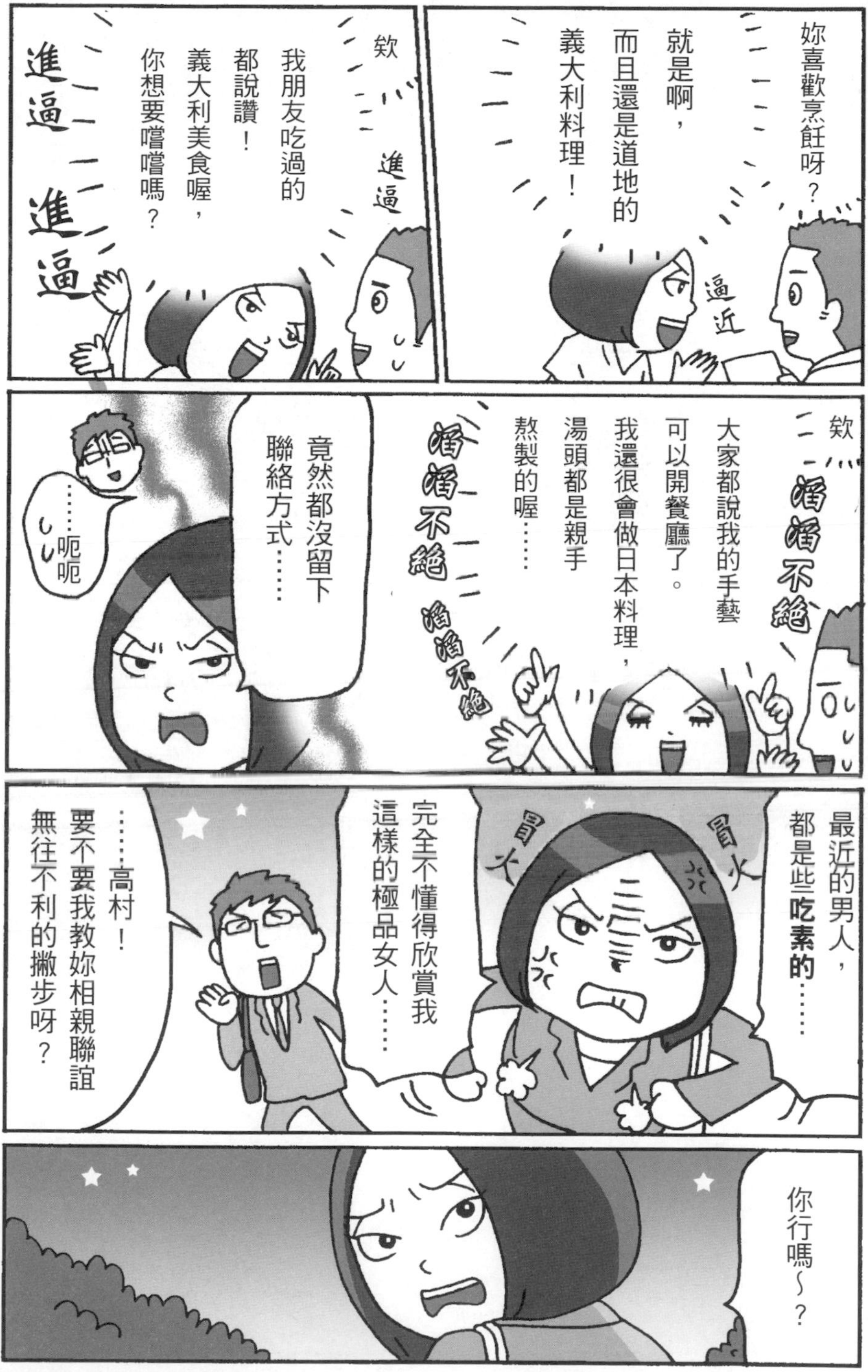
妳喜歡烹飪呀？
就是啊，而且還是道地的義大利料理！
逼近
欸
進逼
我朋友吃過的都說讚！義大利美食喔，你想要嚐嚐嗎？
進逼 進逼
欸
滔滔不絕
大家都說我的手藝可以開餐廳了。我還很會做日本料理，湯頭都是親手熬製的喔……
滔滔不絕
滔滔不絕
竟然都沒留下聯絡方式……
……呃呃
最近的男人，都是些**吃素的**……
冒火
冒火
完全不懂得欣賞我這樣的極品女人……
……高村！要不要我教妳相親聯誼無往不利的撇步呀？
你行嗎～？

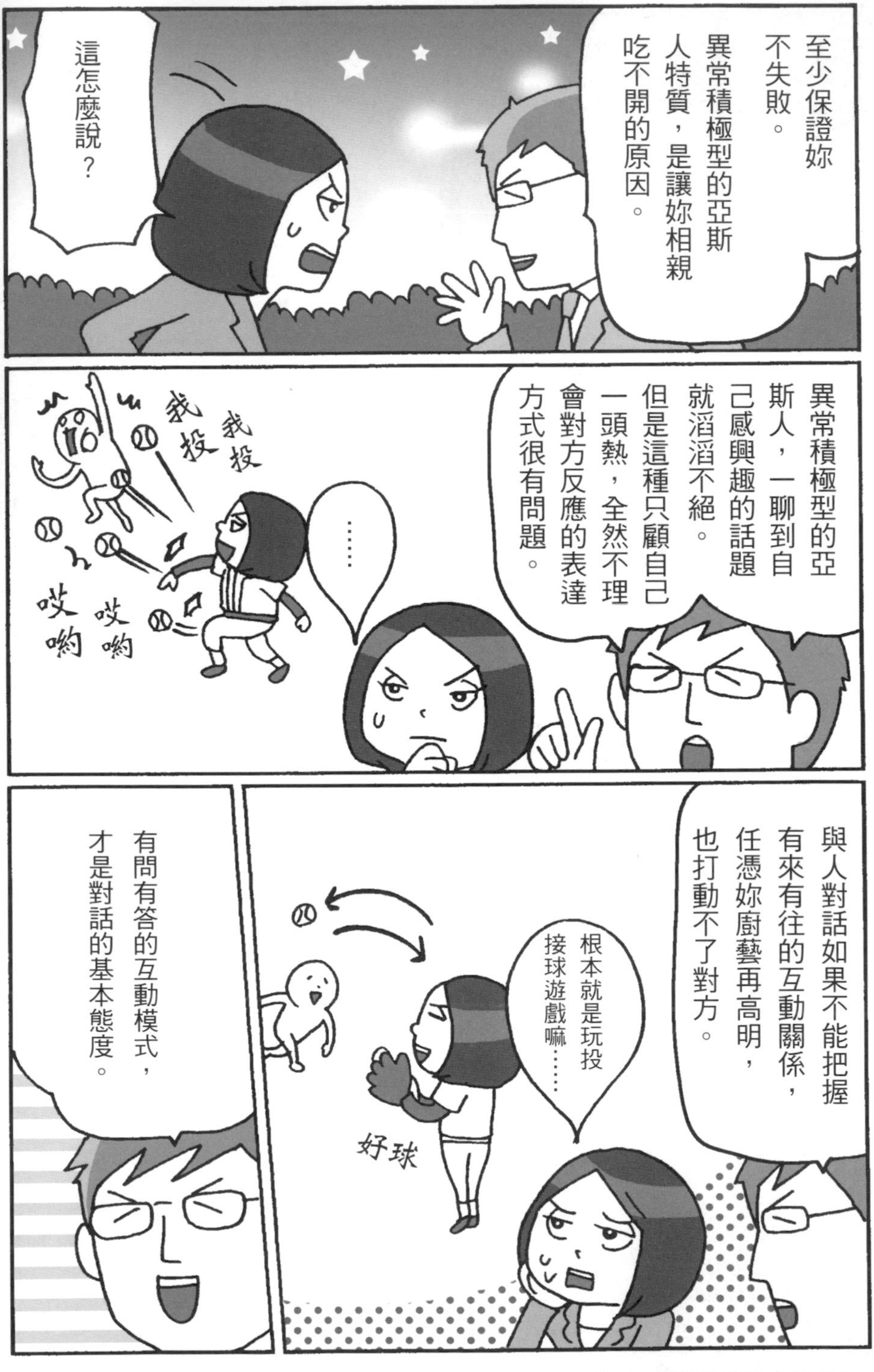
至少保證妳不失敗。異常積極型的亞斯人特質，是讓妳相親吃不開的原因。
這怎麼說？
異常積極型的亞斯人，一聊到自己感興趣的話題就滔滔不絕。但是這種只顧自己一頭熱，全然不理會對方反應的表達方式很有問題。
……
我投
我投
哎喲
哎喲
與人對話如果不能把握有來有往的互動關係，任憑妳廚藝再高明，也打動不了對方。
根本就是玩投接球遊戲嘛……
好球
有問有答的互動模式，才是對話的基本態度。

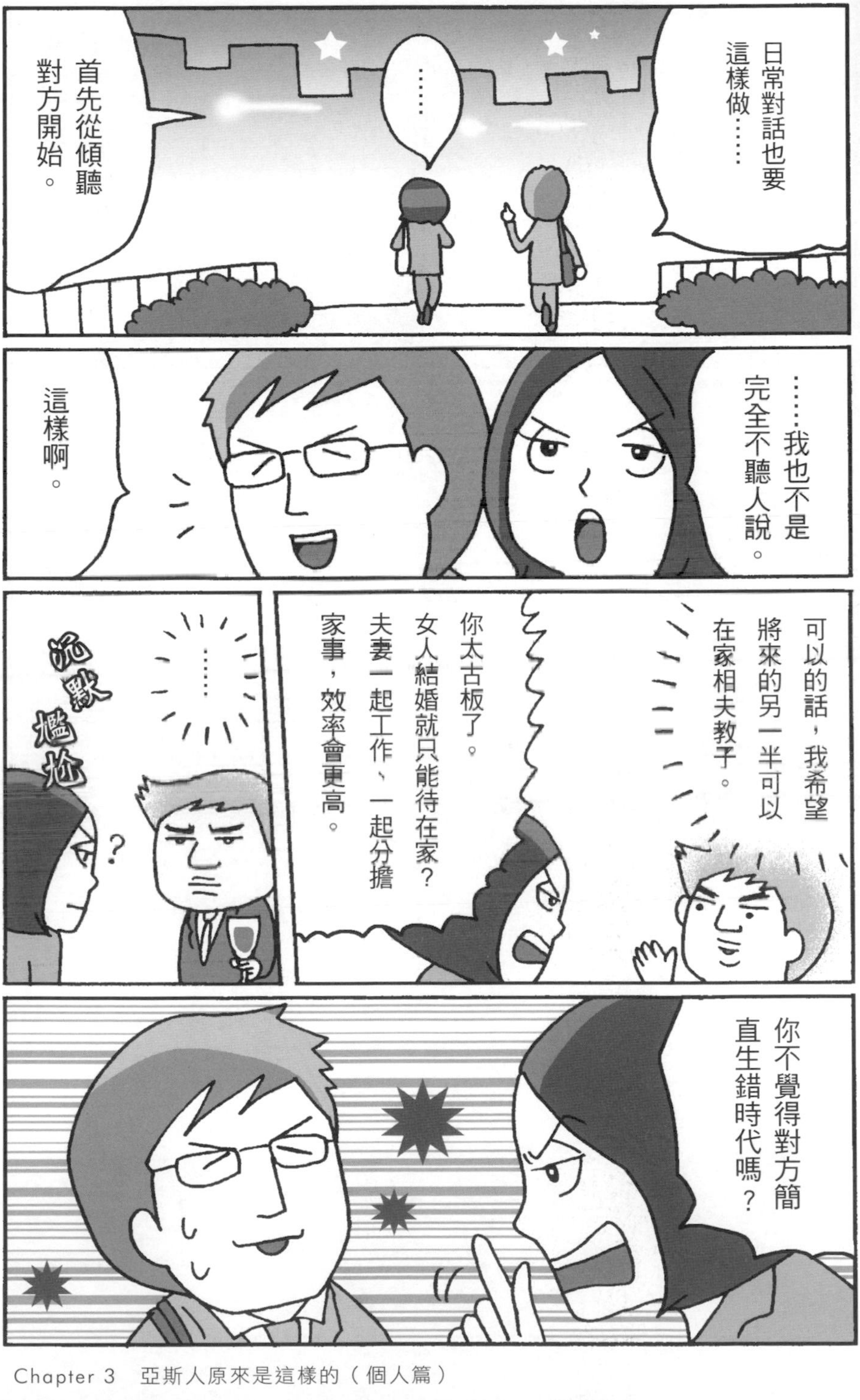
日常對話也要這樣做……
……
首先從傾聽對方開始。
……我也不是完全不聽人說。
這樣啊。
可以的話，我希望將來的另一半可以在家相夫教子。
你太古板了。女人結婚就只能待在家？夫妻一起工作、一起分擔家事，效率會更高。
……
沉默
尷尬
?
你不覺得對方簡直生錯時代嗎？

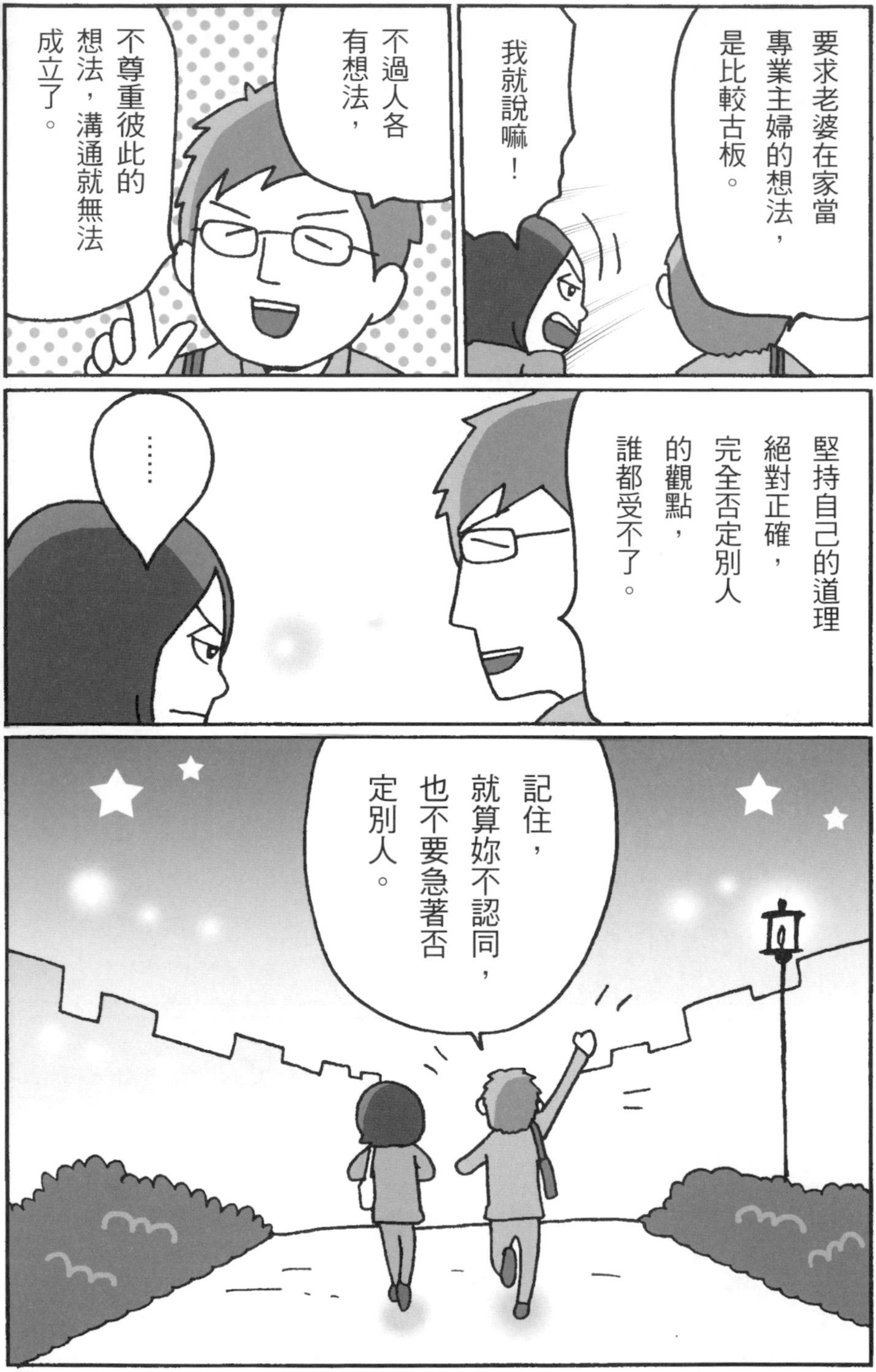
要求老婆在家當專業主婦的想法，是比較古板。
我就說嘛！
不過人各有想法，
不尊重彼此的想法，溝通就無法成立了。
堅持自己的道理絕對正確，完全否定別人的觀點，誰都受不了。
……
記住，就算妳不認同，也不要急著否定別人。

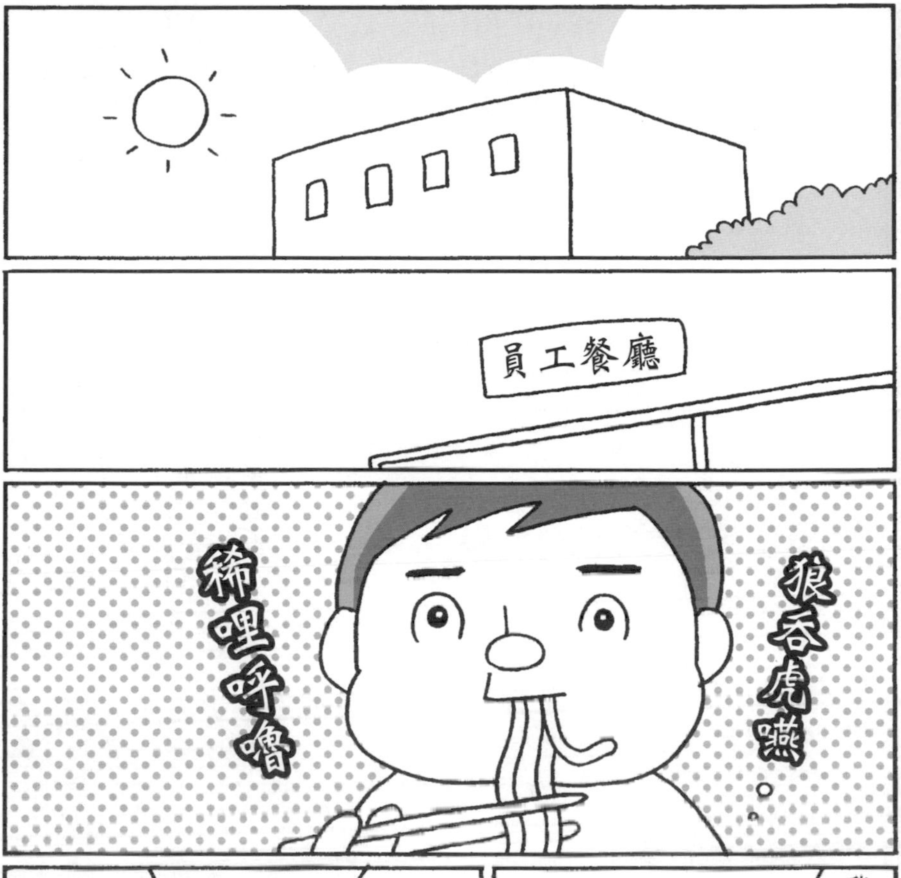
員工餐廳
狼吞虎嚥
稀哩呼嚕
我可以坐這裡嗎？
開動了。
你都一個人吃飯嗎？
是啊，一個人樂得輕鬆。
稀哩呼嚕

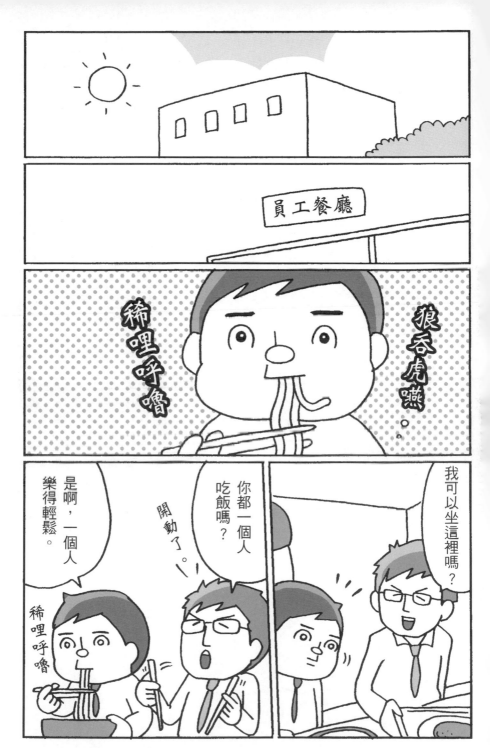

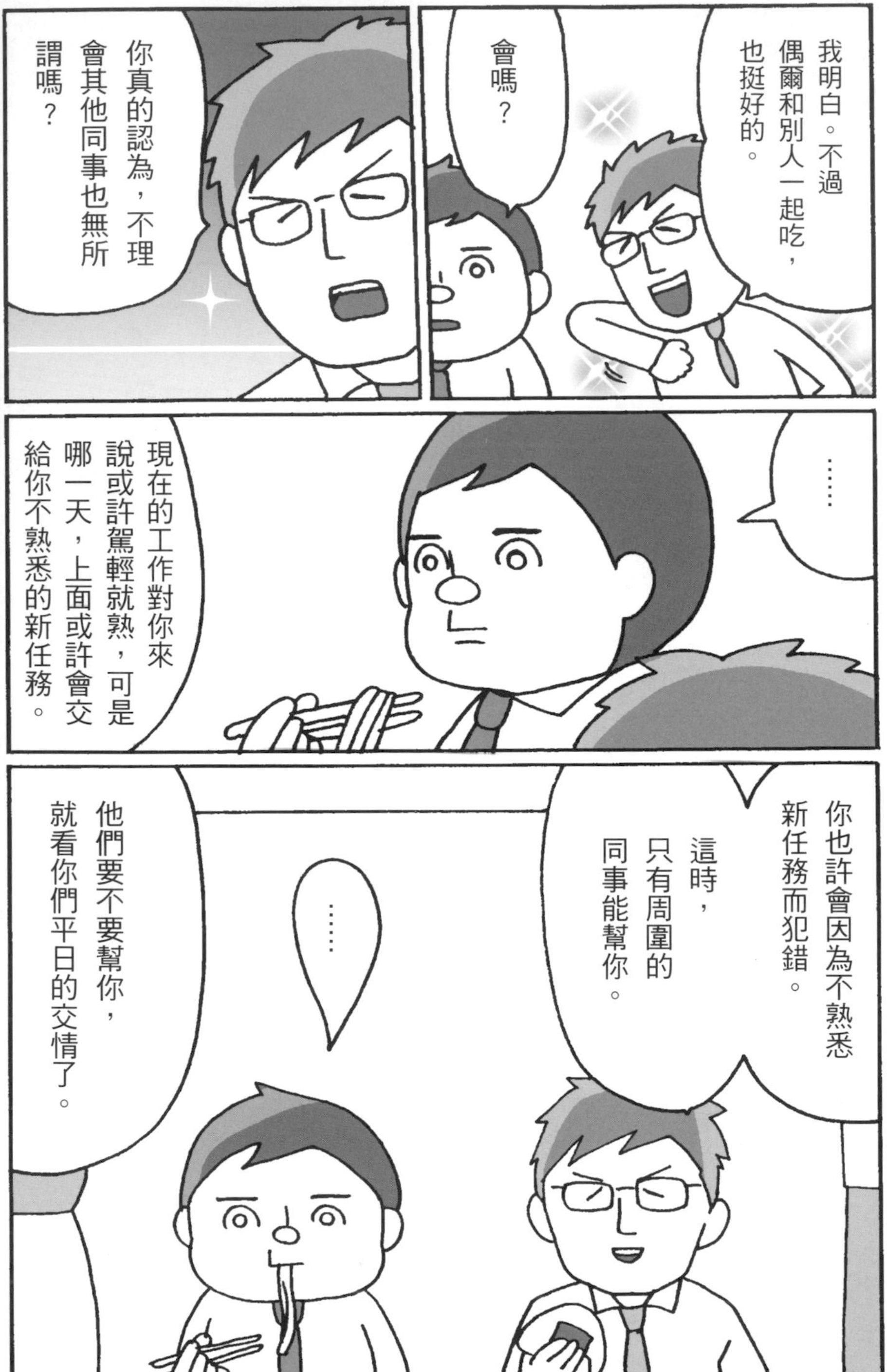
我明白。不過偶爾和別人一起吃，也挺好的。
會嗎？
你真的認為，不理會其他同事也無所謂嗎？
……
現在的工作對你來說或許駕輕就熟，可是哪一天，上面或許會交給你不熟悉的新任務。
你也許會因為不熟悉新任務而犯錯。
這時，只有周圍的同事能幫你。
……
他們要不要幫你，就看你們平日的交情了。

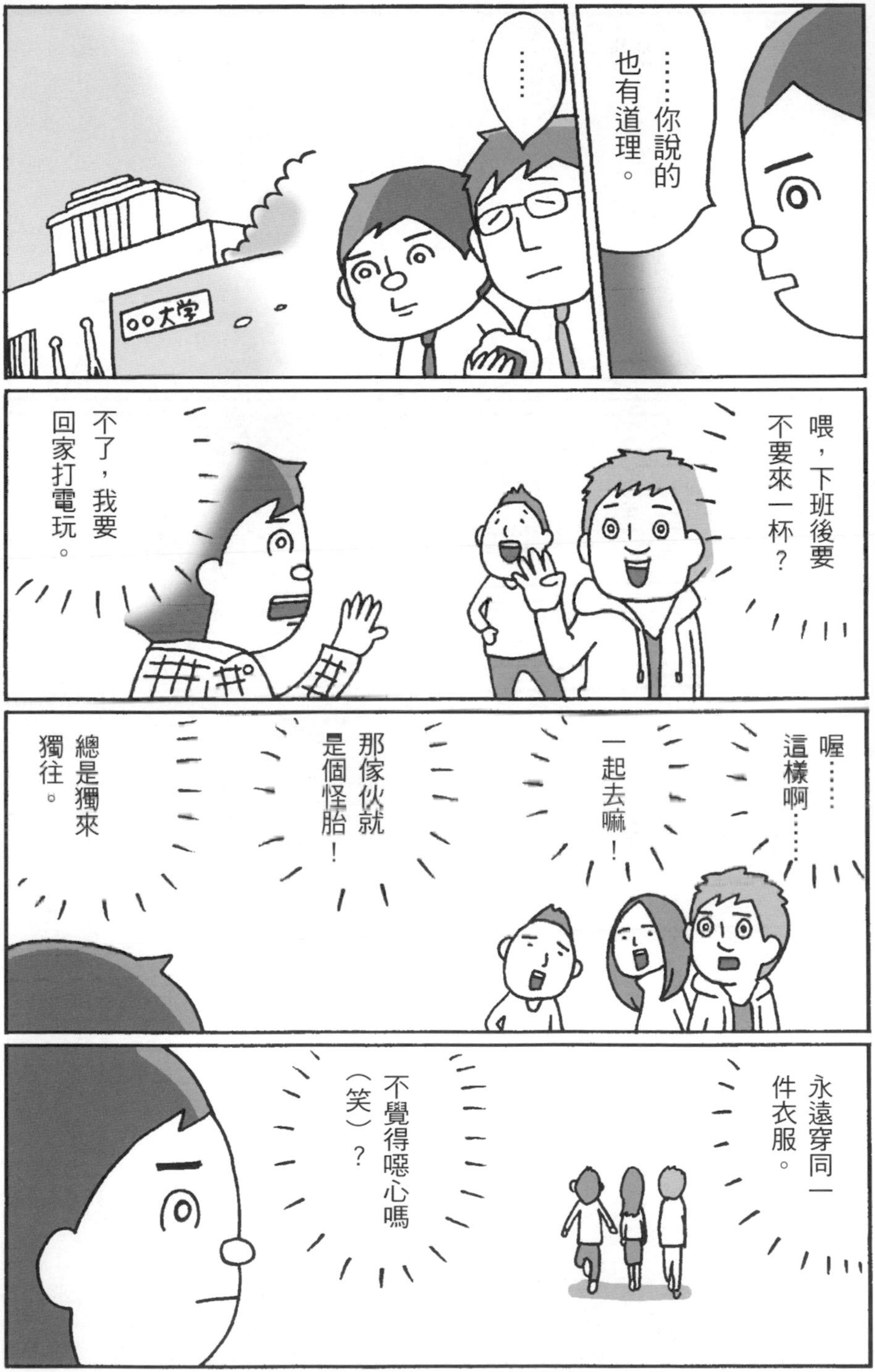
……你說的也有道理。
……
○○大学
喂，下班後要不要來一杯？
不了，我要回家打電玩。
喔……這樣啊……
一起去嘛！
那傢伙就是個怪胎！
總是獨來獨往。
永遠穿同一件衣服。
不覺得噁心嗎（笑）？

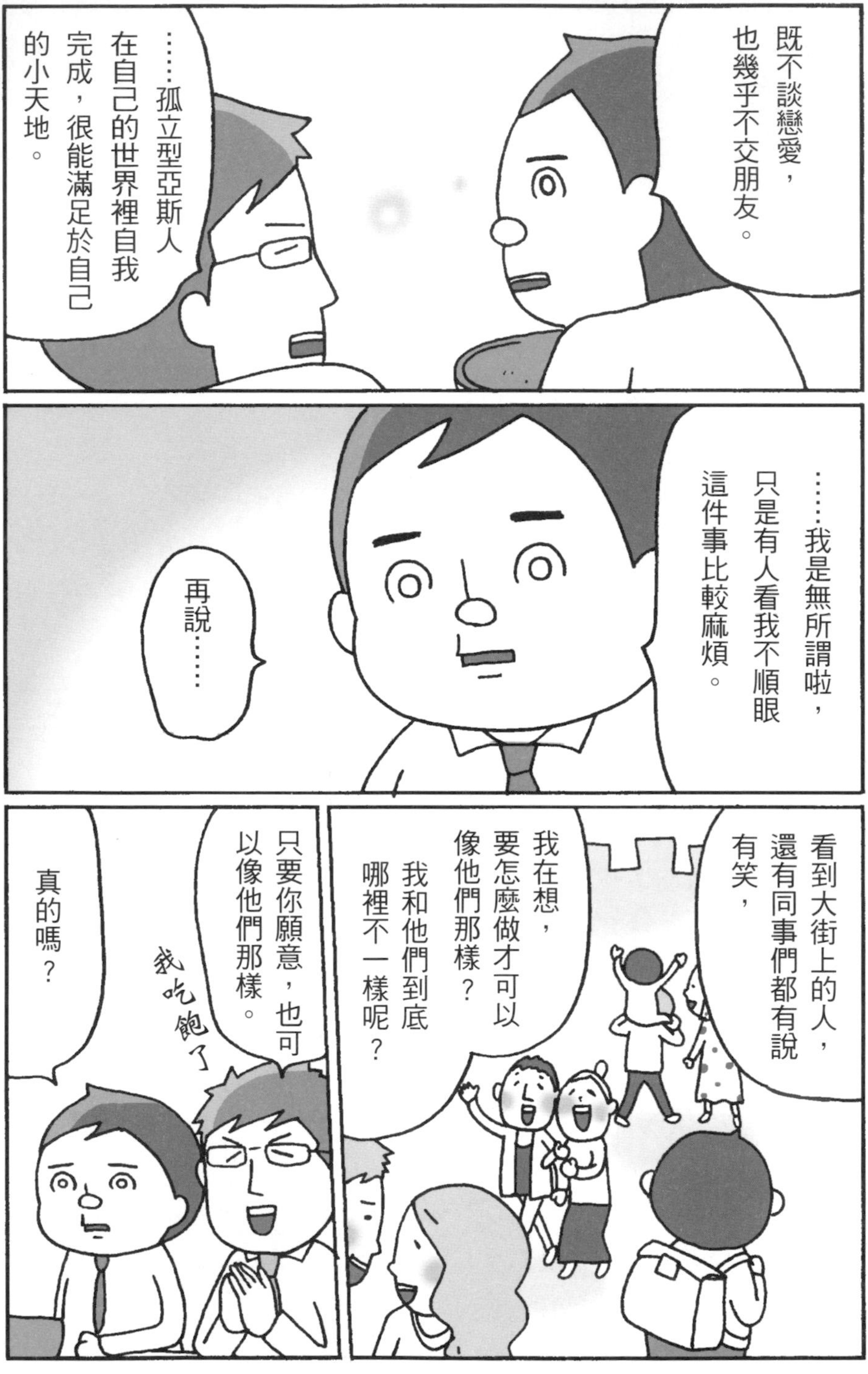
既不談戀愛，也幾乎不交朋友。
……孤立型亞斯人在自己的世界裡自我完成，很能滿足於自己的小天地。
……我是無所謂啦，只是有人看我不順眼這件事比較麻煩。
再說……
看到大街上的人，還有同事們都有說有笑，
我在想，要怎麼做才可以像他們那樣？
我和他們到底哪裡不一樣呢？
只要你願意，也可以像他們那樣。
我吃飽了
真的嗎？

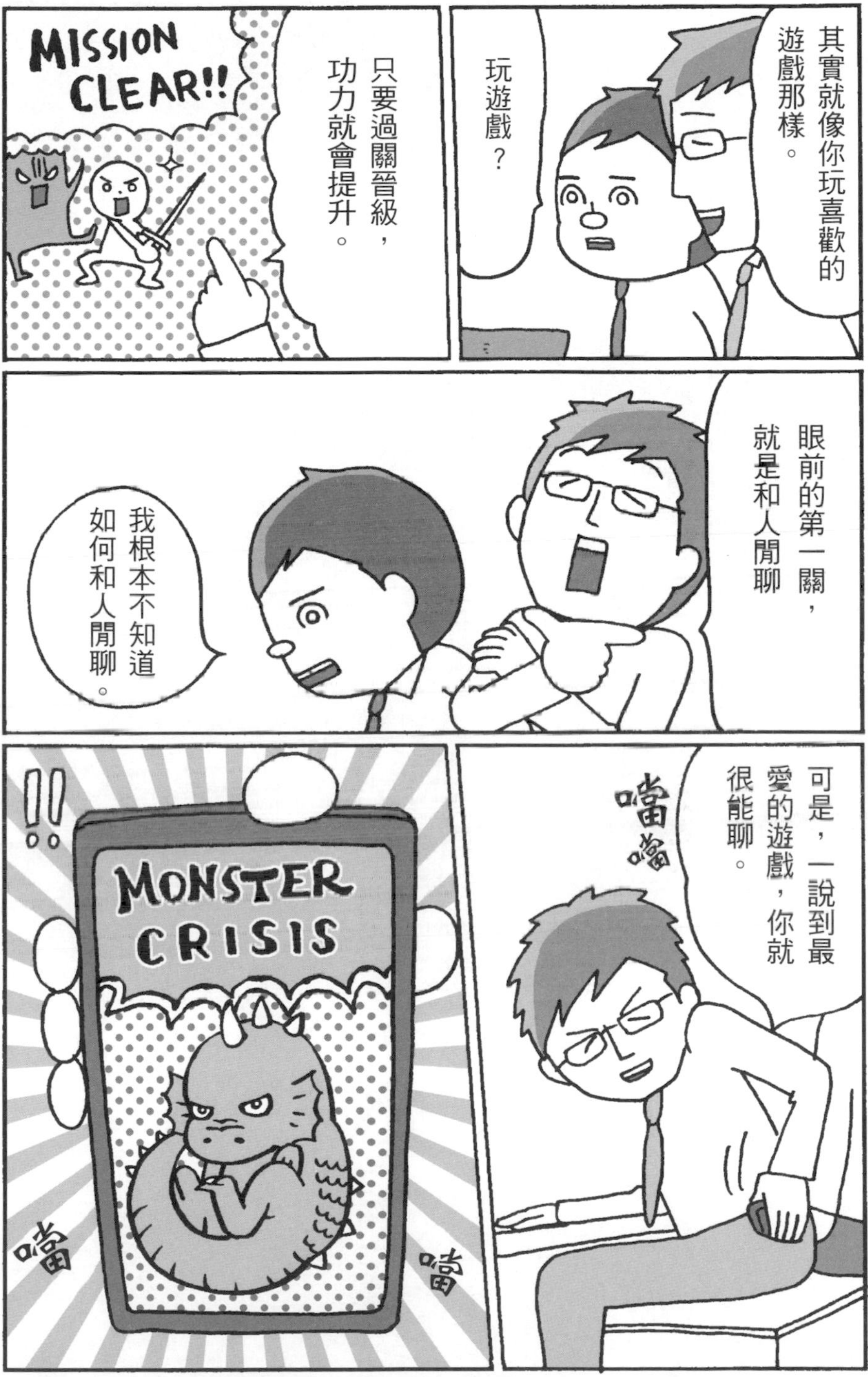
其實就像你玩喜歡的遊戲那樣。
玩遊戲？
只要過關晉級，功力就會提升。
MISSION CLEAR!!
眼前的第一關，就是和人閒聊
我根本不知道如何和人閒聊。
可是，一說到最愛的遊戲，你就很能聊。
噹噹
!!
MONSTER CRISIS
噹
噹

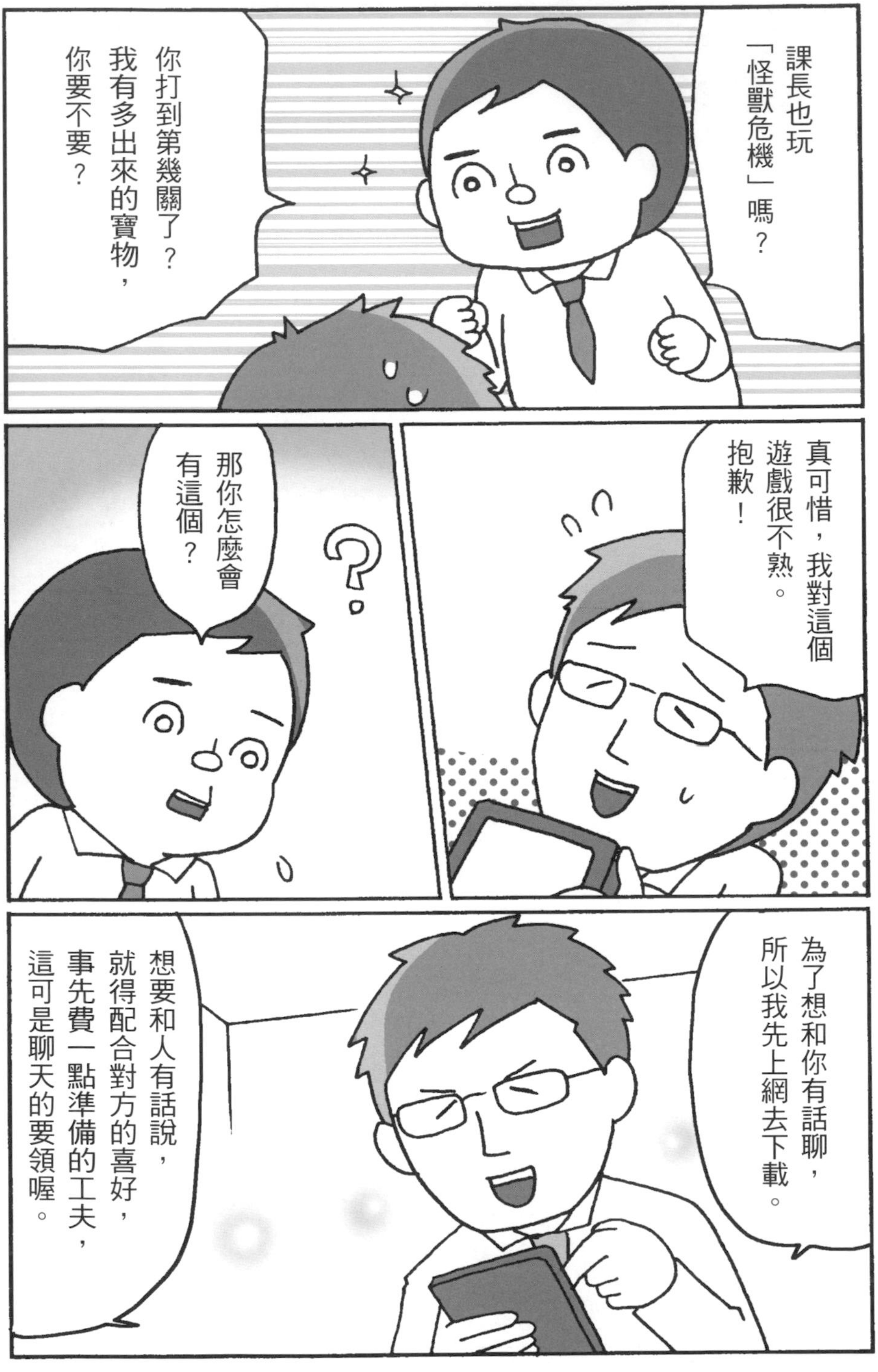
課長也玩「怪獸危機」嗎？
你打到第幾關了？我有多出來的寶物，你要不要？
真可惜，我對這個遊戲很不熟。抱歉！
那你怎麼會有這個？
為了想和你有話聊，所以我先上網去下載。
想要和人有話說，就得配合對方的喜好，事先費一點準備的工夫，這可是聊天的要領喔。

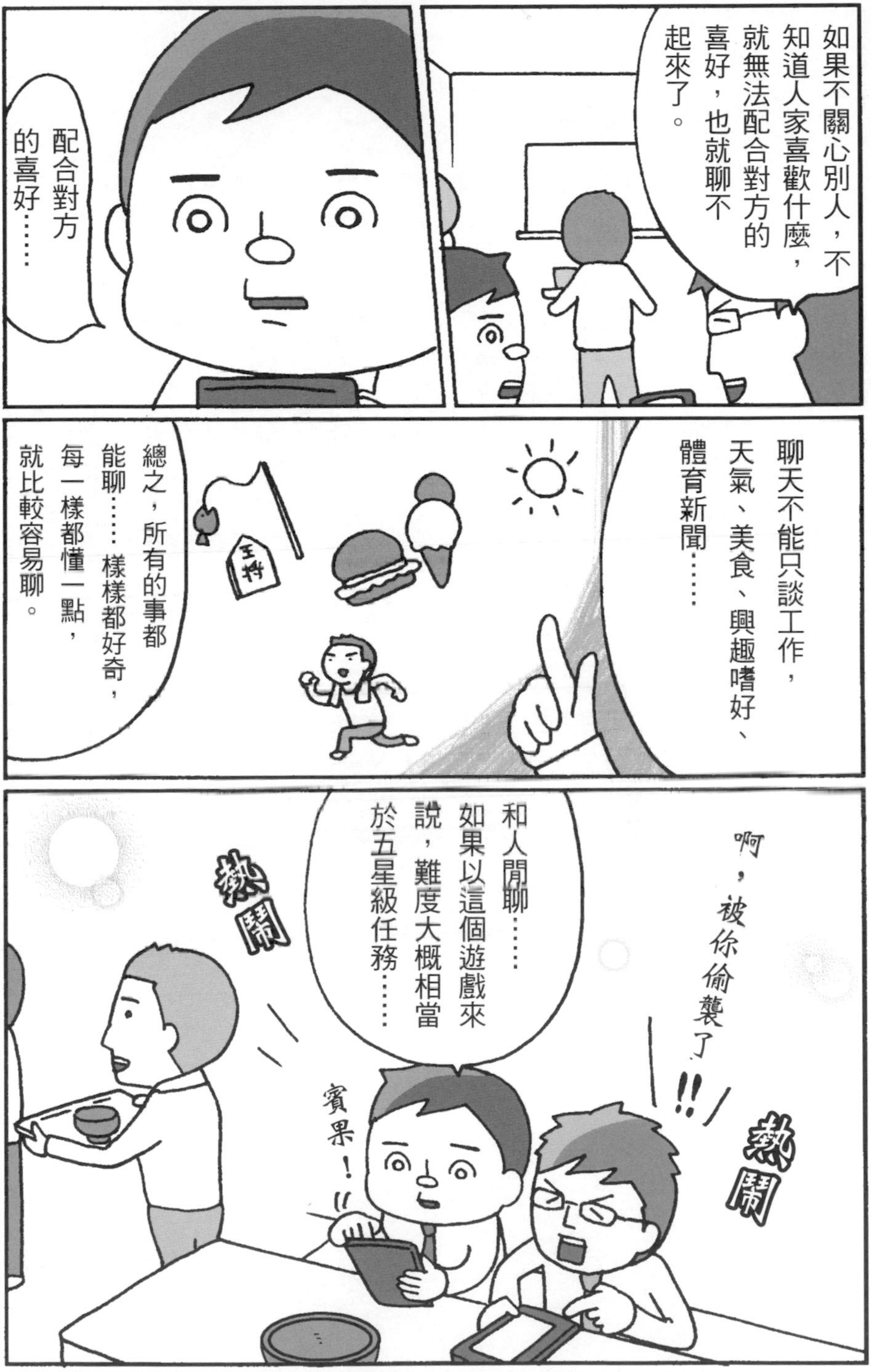
如果不關心別人，不知道人家喜歡什麼，就無法配合對方的喜好，也就聊不起來了。
配合對方的喜好……
聊天不能只談工作，天氣、美食、興趣嗜好、體育新聞……
總之，所有的事都能聊……樣樣都好奇，每一樣都懂一點，就比較容易聊。
啊，被你偷襲了!!
和人閒聊……如果以這個遊戲來說，難度大概相當於五星級任務……
熱鬧
賓果！
熱鬧

Chapter 3

為什麼交不到男女朋友？①讀不懂對方的情緒

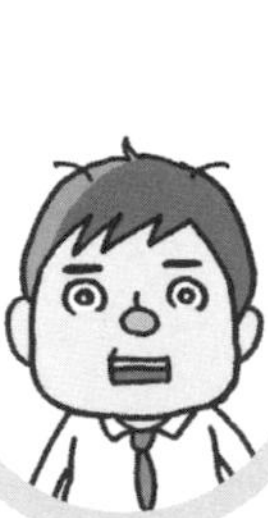

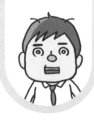

無法想像對方的情緒

本章要來關心亞斯人在私生活中面臨的溝通障礙。

首先從談戀愛說起。基本上，多數亞斯人談感情都是認真的，但是他們不懂得去配合對方。剛開始，對方看上他們老實誠懇，但是交往以後，領教到他們絕不妥協的頑固態度、毫無彈性的僵化思考，對他們的看法也大為改觀，認為他們真是既笨拙又冥頑不靈的老頑固。

讀不懂對方的情緒，也成為亞斯人談感情時的重大缺點。比方說，別人不過是對他們和顏悅色，他們便誤以為對方對自己有意思而唐突告白，甚至把對方嚇壞。

此外，也有亞斯人模仿電影或漫畫情節談戀愛，想要整齣搬到現實生活中浪漫重現。可以想見，現實中的戀愛對象會有自己的情緒變化，怎可能完全按照劇中人演出。面對不按「劇本」來的「意外發展」，亞斯人無法應變，所以多半總是情路坎坷。

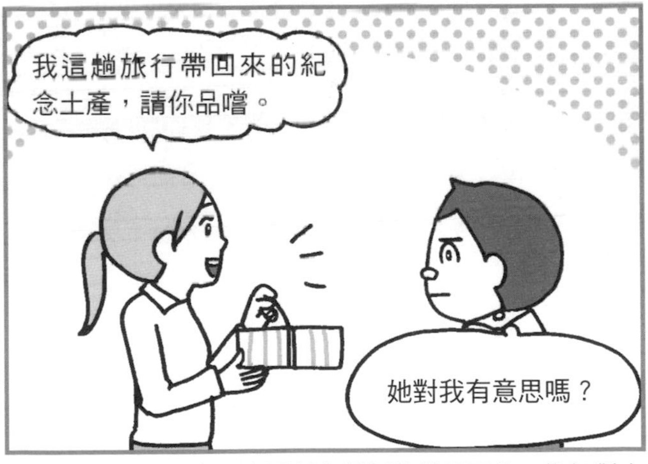
我這趟旅行帶回來的紀念土產，請你品嚐。
她對我有意思嗎？

一般人會從雙方的親疏關係和對話的前後脈絡，推知對方是單純的好意，或是真心喜歡自己，亞斯人卻無法正確解讀對方的意思。

Chapter 3

為什麼交不到男女朋友？

②對方的表面話照單全收

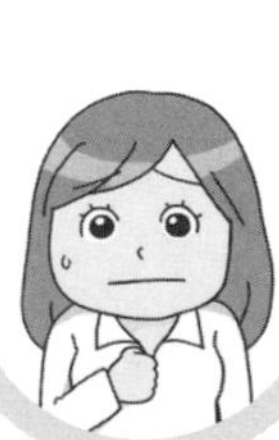

對人言聽計從

亞斯男性不諳女性心理，不懂得如何引導、讚美女性，所以在戀愛市場上往往沒有行情。他們也不能分辨誰才是真正適合自己的對象，只會有樣學樣，盲目追求多數男人的夢中情人。

而被動型亞斯女性，則是聽不懂對方的言外之意，也不善解讀對方的情緒，對男人的花言巧語照單全收，容易在感情上吃虧。

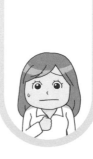

當然，對方如果用情專一，自然可以成就佳偶，而萬一對方是遊戲人間的花心男，無從分辨真假的亞斯人處境就危險了。亞斯女性會和渣男牽

扯不清，原因就出在她們無法洞悉他人的虛情假意。

平日和職場同事關係疏離，也讓他們格外重視在意自己的人，把這樣的人當寶，甚至對這些人的背景毫無所悉，就甘願掏心掏肺。有的則是因為無法對人說「不」，也就糊里糊塗的走在一起。

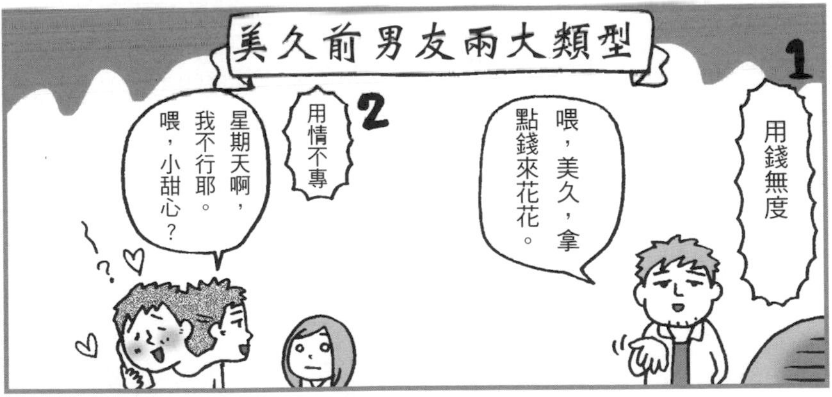

亞斯女性不乏和渣男交往，一再受騙上當的慘痛經驗。

Chapter 3

為什麼交不到朋友？

①情緒暴衝

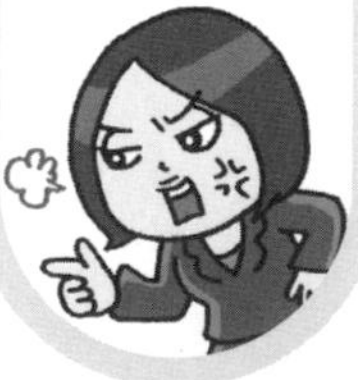

壓力累積造成情緒暴衝

許多亞斯人別說是戀愛對象難找，就連朋友都屈指可數。本人如果不計較朋友少，倒也無所謂，但是對這件事耿耿於懷的亞斯人，該如何是好呢？

亞斯人因為聽不懂他人的弦外之音，也不會看場合，所以從外界獲得的訊息量不足，只能憑著極有限的資訊下判斷，當然容易失準。因為怕出錯，所以他們在腦子裡沙盤推演各種狀況，千迴百轉的結果，累積莫大的壓力。

到底發生了什麼事？對方是怎麼想的？自己該如何回應？……為了努力迎合外界，他們絞盡腦汁的同時，也是在不斷累積心理壓力，累積到終於情緒暴發，掀起驚天動地的風暴。

旁人無法理解亞斯人內心忙碌的小劇場，所以當他們情緒失控，更坐實了「莫名其妙的怪胎」印象，形成誤解的惡性循環。

更糟的是，他們一旦情緒爆發，久久都無法復原，就連平日勝任的工作，也會能力倒退，變得無法處理。對他們來說，恢復期是體力、耐力和時間的大考驗。

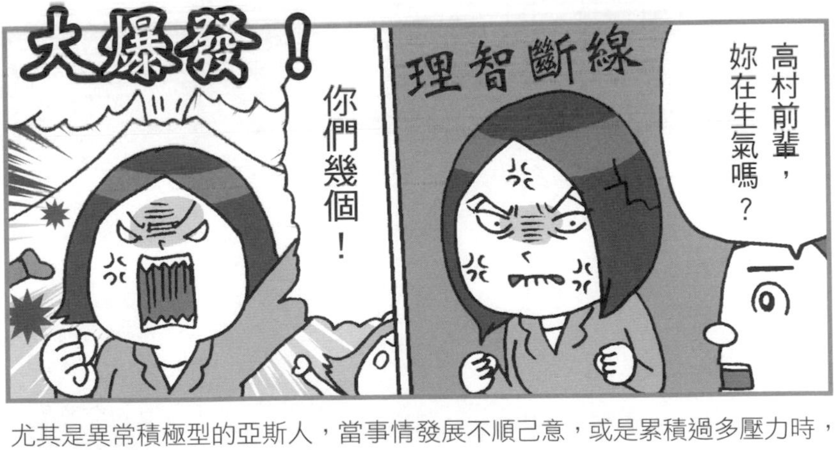
高村前輩，
妳在生氣嗎？
理智斷線
大爆發！
你們幾個！

尤其是異常積極型的亞斯人，當事情發展不順己意，或是累積過多壓力時，容易理智斷線。

Chapter 3

為什麼交不到朋友？

②別人說什麼就聽信什麼

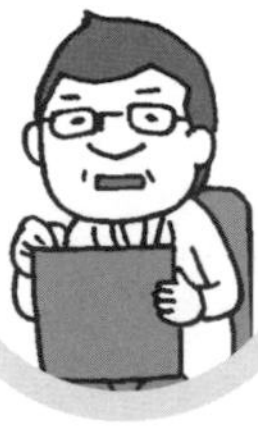

不懂解讀話語背後的含意

亞斯人會把別人的社交辭令和巧言令色信以為真。才剛認識的人，隨口說句「下次來我家玩」，他們會當真去敲人家的大門。

當然，我們也不能排除有的人是真心邀請，不過，對方是否真心，或只是出於形式上的禮貌，必須從雙方關係的親疏遠近，以及說話的上下文、表情和語氣等綜合判斷，但是這對亞斯人來說，難度實在太高了。

心照不宣的暗示、拐彎抹角的兜圈子、含蓄委婉的表達，對亞斯人而言都過於深奧。

比方說，他們到別人家作客，坐到很晚還不回家，主人暗示：「你的家人會不會擔心你這麼晚還不回家？」一般人聽了，會很識趣的起身告辭。

可是亞斯人聽不懂暗示，還會回答你說：「不會的，家人對我很放心。」不等到主人明講：「你該回家了。」他們恐怕不會知道自己已經打擾太久，但是被主人「下逐客令」，亞斯人又會感到心靈受傷。

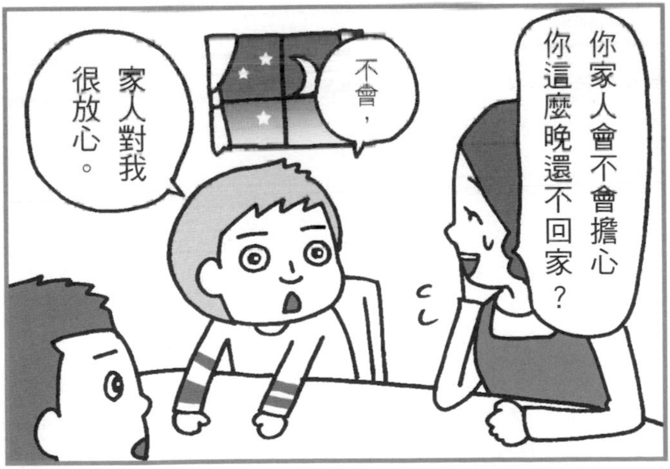

亞斯人不善於從別人的神情、肢體語言、聲音表情分辨對方的情緒感受，必須把話講明了，他們才會懂。

Chapter 3

為什麼和家人處不好？

①不善整理家務

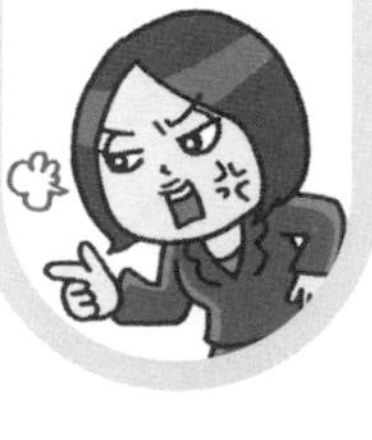

亞斯人對家務的處理有別於一般

前面談亞斯人在戀愛、交友關係上可能遭遇的溝通難題，但其實他們面臨的最大考驗，來自於家庭生活。

戀愛也好，交友也好，最壞的打算，也就是一拍兩散，互不往來，但是家庭生活失敗，有可能演變成為離婚問題，如果家有孩子，問題就更複雜了。不但如此，家庭生活不比打卡上班的制式化，養兒育女得跟著孩子的成長見招拆招，家庭任務隨著每天的狀況時有變化，需要夫妻共同協調才行。

亞斯人處理家務尤其不在行。比方說，老公下班，飢腸轆轆回到家，飯鍋卻空空如也，因為不會拿捏事情輕重緩急的老婆，還在忙打掃。亞斯人做事太執著於自己的形式和原則，對打掃或洗衣等某件家事特別過不去，不惜花用太多時間，以至於延誤了眼前的正事。

家裡有了孩子以後，狀況更加複雜，亞斯人單憑一己之力著實難以應付。為了經營和諧快樂的家庭生活，亞斯人的配偶請務必理解另一半的特質，給予包容體諒。

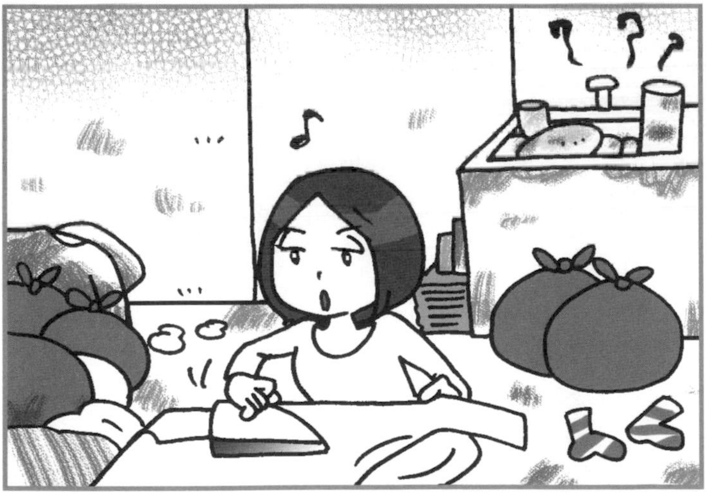

亞斯人不善處理家務，整理環境對他們來說更為吃力，所以家裡容易亂糟糟。

Chapter 3

為什麼和家人處不好？②金錢管理鬆散

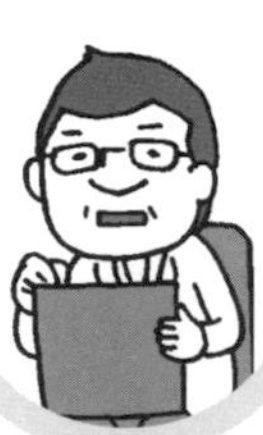

慎防不知不覺間在外欠一屁股債

亞斯人的家庭生活，常因為金錢管理不當起紛爭。特別常見於男性，背著妻子瘋狂敗家，或是欠下大筆債務。妻子質問丈夫：「為何沒先找我商量？」丈夫卻理直氣壯地回說：「妳又沒問我。」丈夫不是故意耍白目，而是真心認為自己有道理。有的亞斯人金錢觀獨特，缺乏「有義務分擔家計」的意識。有的則正好相反，他們十分精於數字計算，管理金錢到了錙銖必較的地步，讓家人為之氣結。

亞斯人的伴侶因為疲於應付另一半層出不窮的狀況而累積的情緒壓力，

可能導致自己身心失調。像這樣，亞斯人身邊的親友無法和他們溝通而深感挫折、崩潰無助，造成身心二次傷害，醫學上稱為「卡珊德拉症候群」（編註）。

如果懷疑另一半可能是亞斯人，請求助相關機構或診所，諮詢專家的建議，能有助於改善夫妻關係。

編註：亞斯人容易造成身旁的伴侶、父母、小孩、手足產生「卡珊德拉症候群」（Cassandra syndrome），尤其是亞斯男性的太太，出現的症狀有低自尊、感覺困惑、迷惑；感覺憤怒、沮喪；失去自我；焦慮、恐慌；偏頭痛、體重降低或暴食、經前症候群、免疫力降低，以及其他身心症狀。

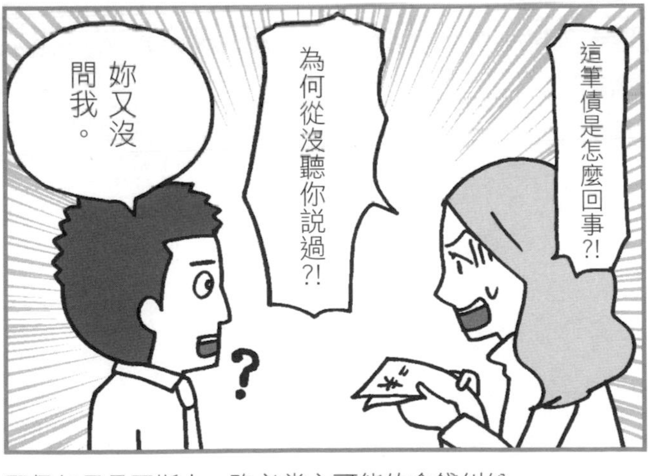
這筆債是怎麼回事?!
為何從沒聽你說過?!
妳又沒問我。

配偶如果是亞斯人，務必當心可能的金錢糾紛。

亞斯人小知識 3

其實不少大人物
也是亞斯人 !?

亞斯人當中其實不乏奇才，他們在幼少時期就已經擁有不輸給大人的豐富知識，因為特別突出的記憶力或專注力，可以將所有電車型號或恐龍名稱倒背如流。這樣的孩子上學後，可能在自己感興趣的領域創造亮眼的成績表現，乃至一路精進，成為傑出的研究人員。

偉人小時候都有過許多不凡的軼事佳話，例如，愛迪生小時候，經常在課堂上踴躍提問，他連珠炮似的問題攻勢，老師都招架不住。

一般孩子在課堂上即便有疑問，也會顧慮到其他同學的受教權，而有所節制，愛迪生的行為因此被懷疑是 ADHD 或 LD 的特質表現。亞斯人當中出過不少偉人，他們因為生長在允許自己發揮特長的環境，而得以成就偉業。

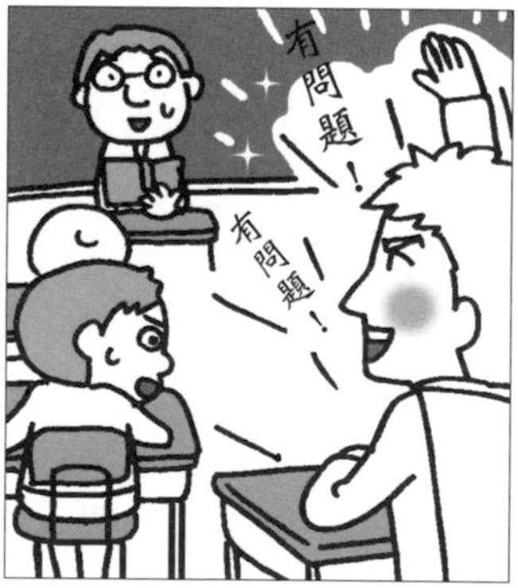

踴躍舉手發問

Chapter 4

亞斯人的日常生活再修正

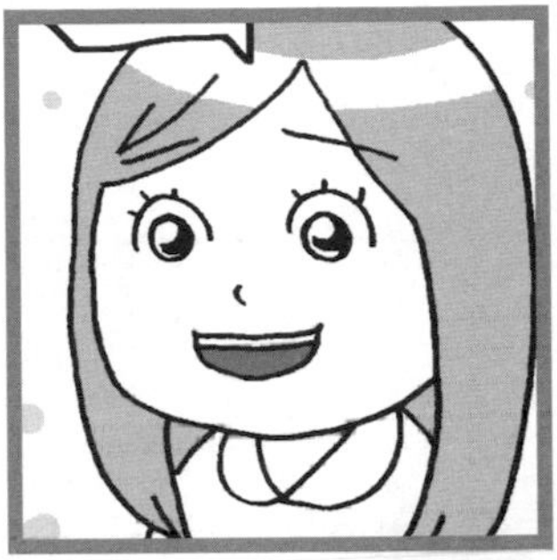

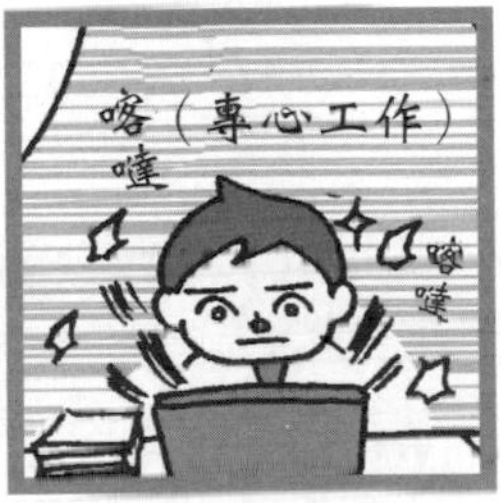
喀噠
（專心工作）
喀噠

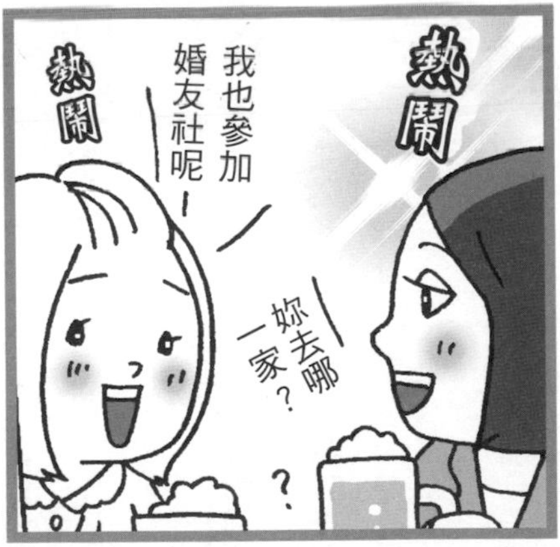
熱鬧
我也參加婚友社呢！
熱鬧
妳去哪一家？
？

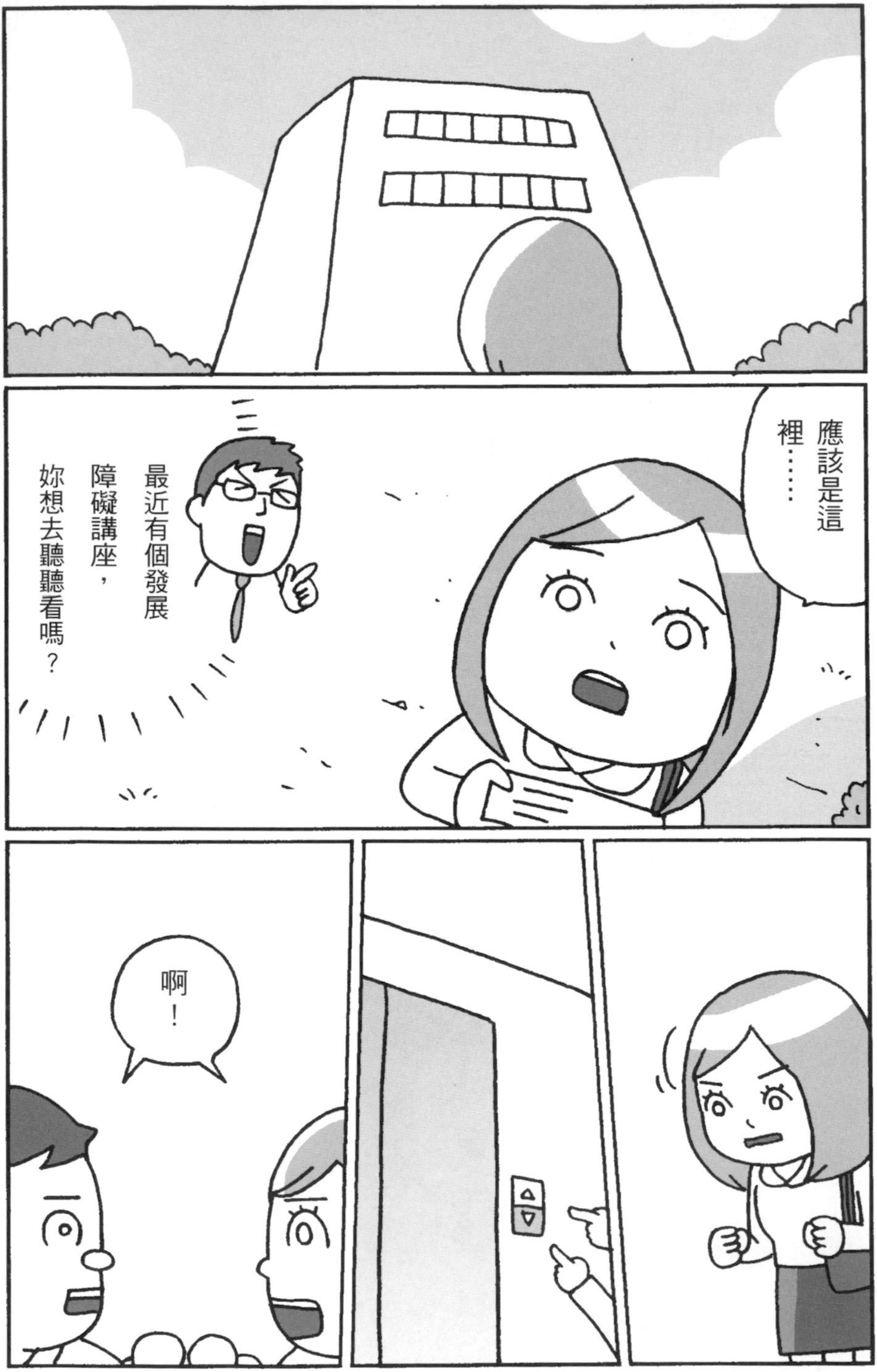
應該是這裡……
最近有個發展障礙講座，妳想去聽聽看嗎？
啊！

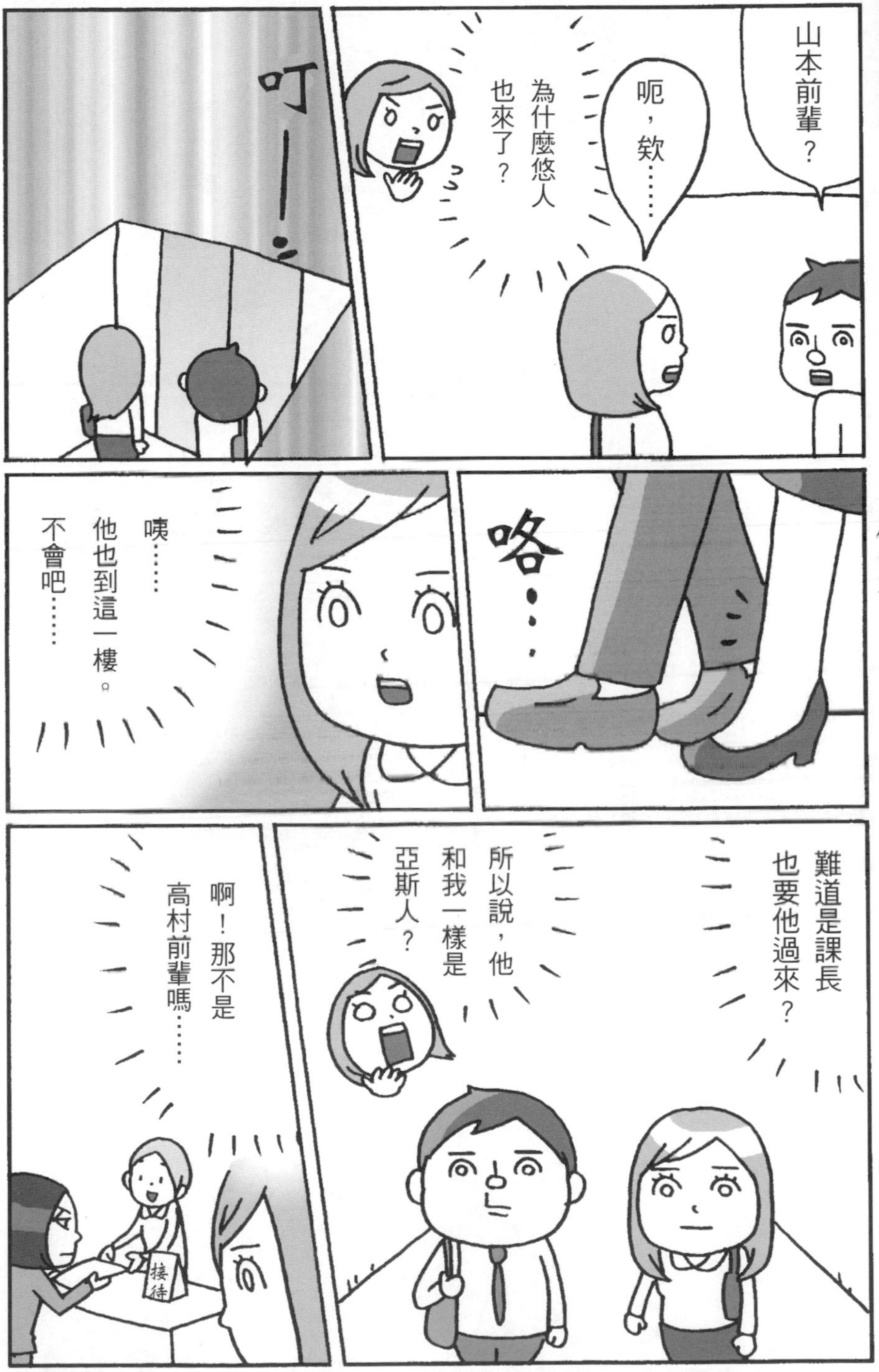
山本前輩？
呃，欸……
為什麼悠人也來了？
叮—！
咯……
咦……
他也到這一樓。
不會吧……
難道是課長也要他過來？
所以說，他和我一樣是亞斯人？
啊！那不是高村前輩嗎……
接待

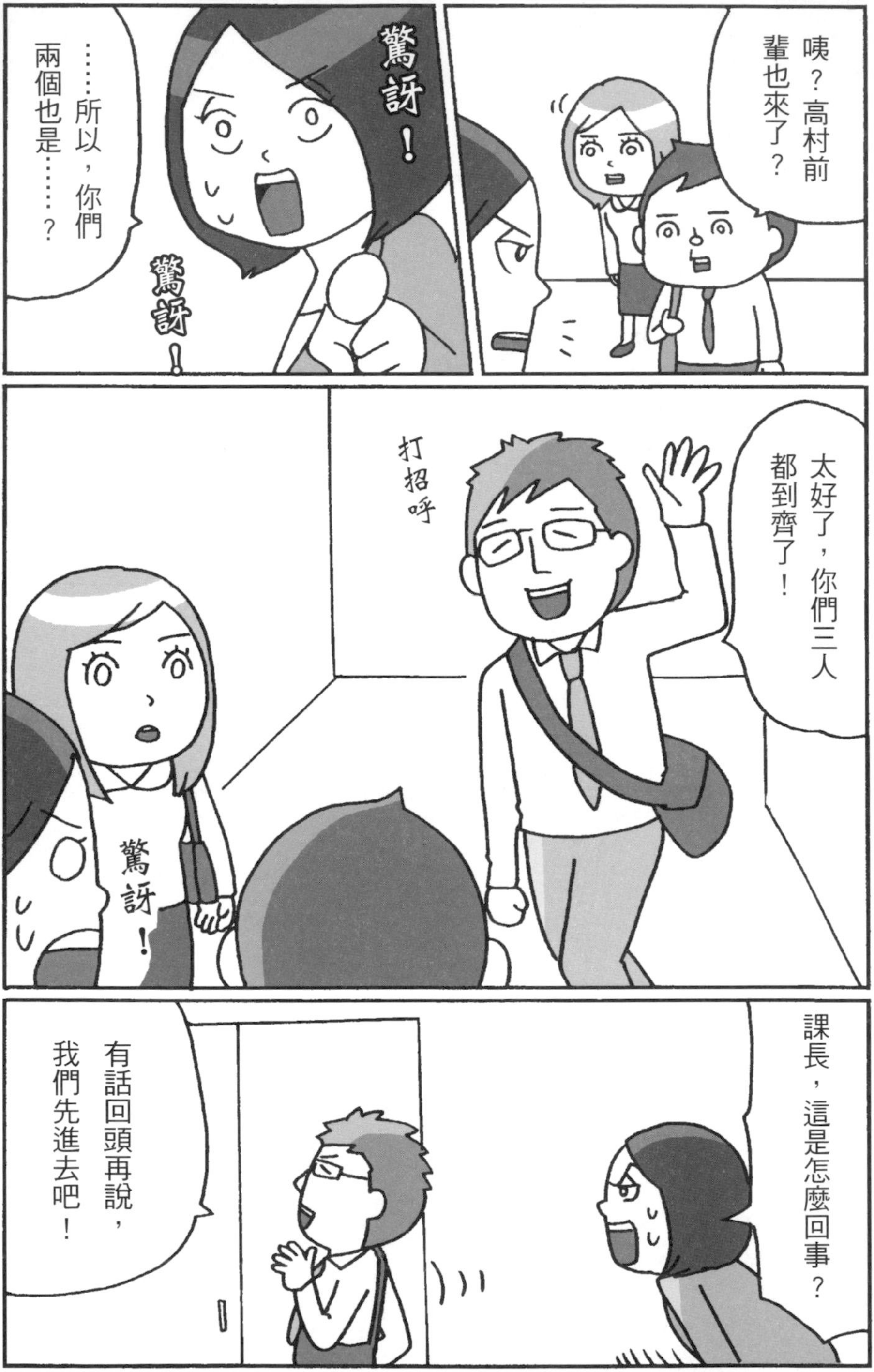
咦？高村前輩也來了？
驚訝！
……所以，你們兩個也是……？
驚訝！
太好了，你們三人都到齊了！
打招呼
驚訝！
課長，這是怎麼回事？
有話回頭再說，我們先進去吧！

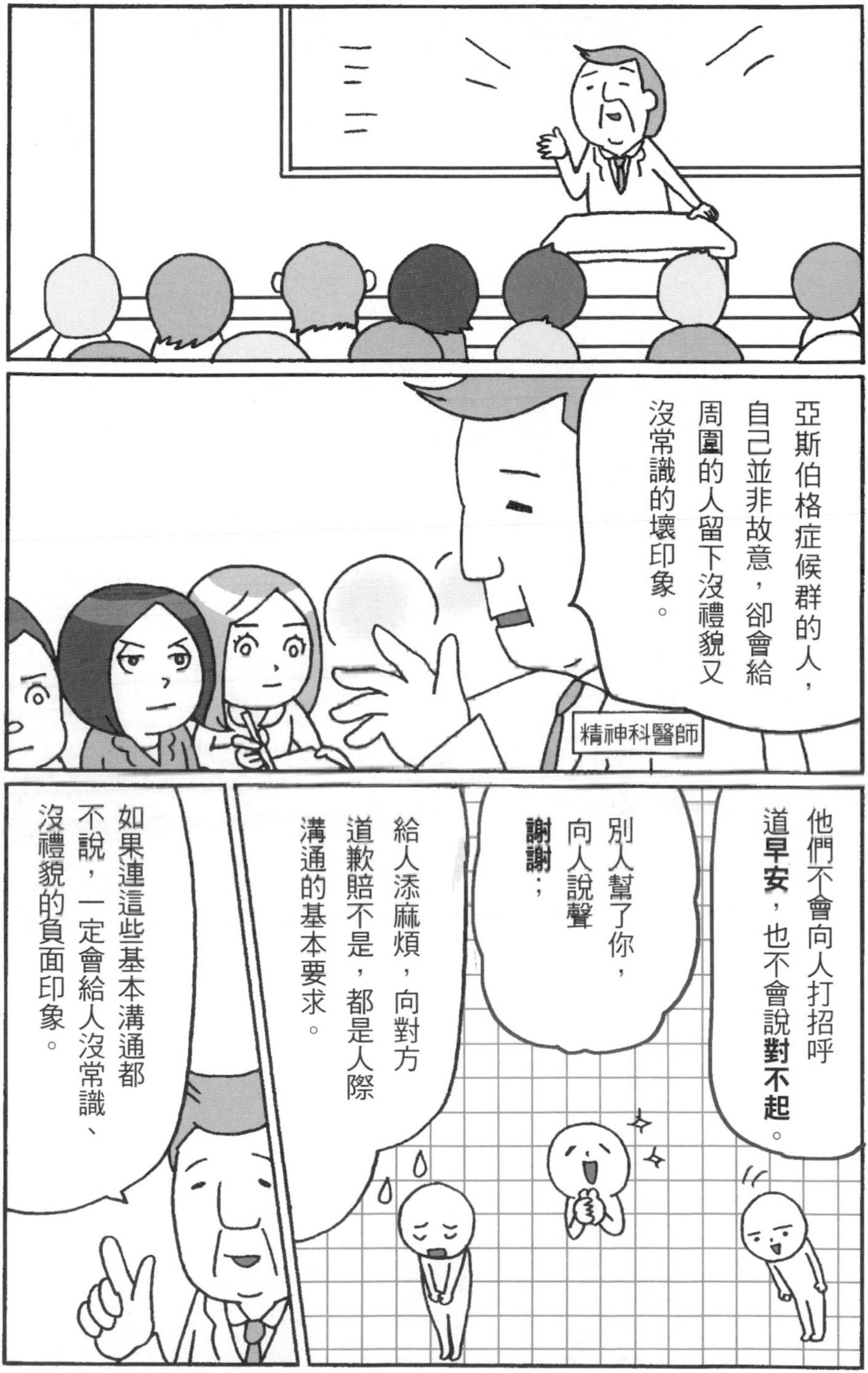
亞斯伯格症候群的人，自己並非故意，卻會給周圍的人留下沒禮貌又沒常識的壞印象。
精神科醫師
他們不會向人打招呼道**早安**，也不會說**對不起**。
別人幫了你，向人說聲**謝謝**；
給人添麻煩，向對方道歉賠不是，都是人際溝通的基本要求。
如果連這些基本溝通都不說，一定會給人沒常識、沒禮貌的負面印象。

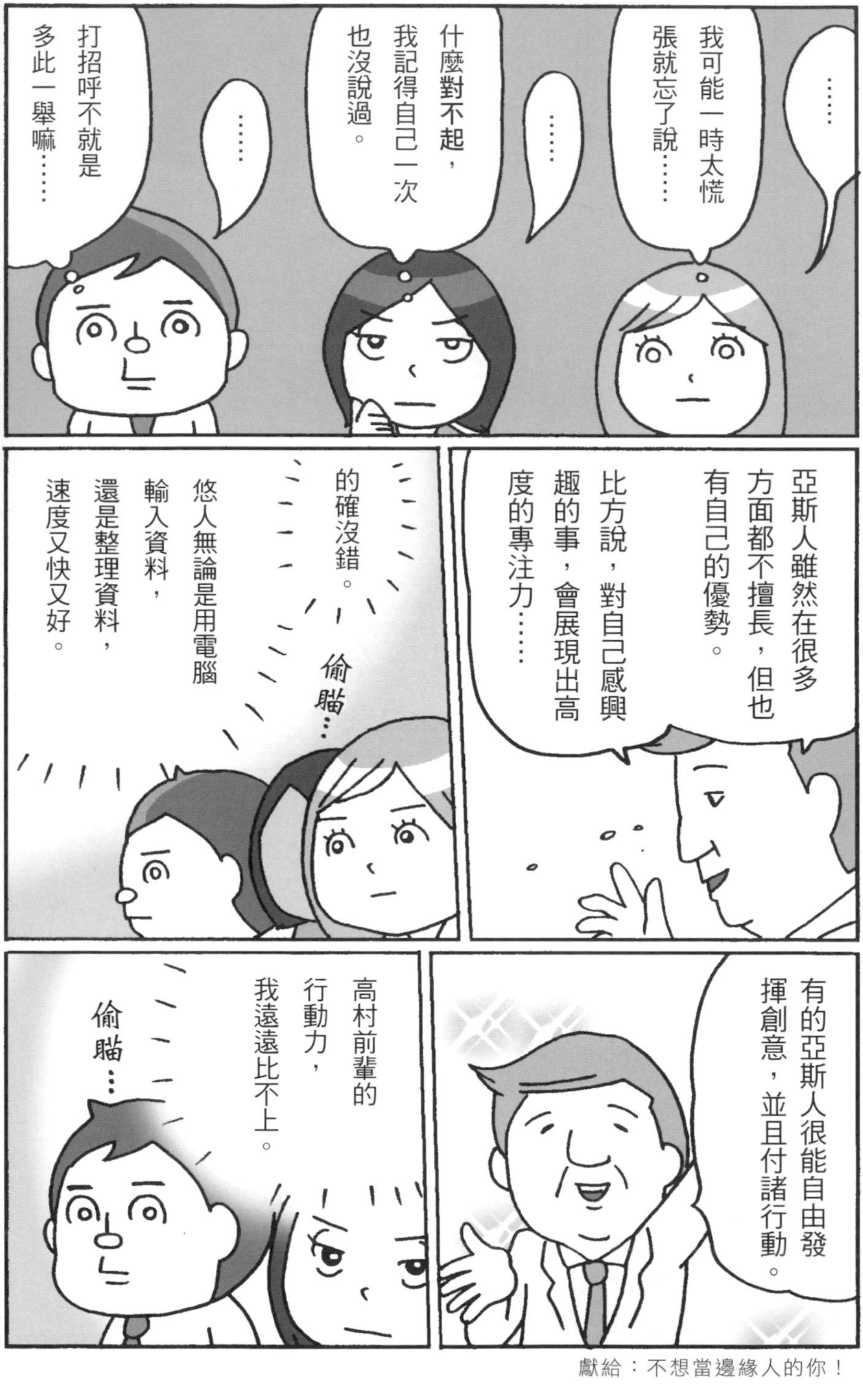
……
我可能一時太慌張就忘了說……
……
什麼對不起，我記得自己一次也沒說過。
……
打招呼不就是多此一舉嘛……
亞斯人雖然在很多方面都不擅長，但也有自己的優勢。比方說，對自己感興趣的事，會展現出高度的專注力……
的確沒錯。
悠人無論是用電腦輸入資料，還是整理資料，速度又快又好。
偷瞄……
有的亞斯人很能自由發揮創意，並且付諸行動。
高村前輩的行動力，我遠遠比不上。
偷瞄……

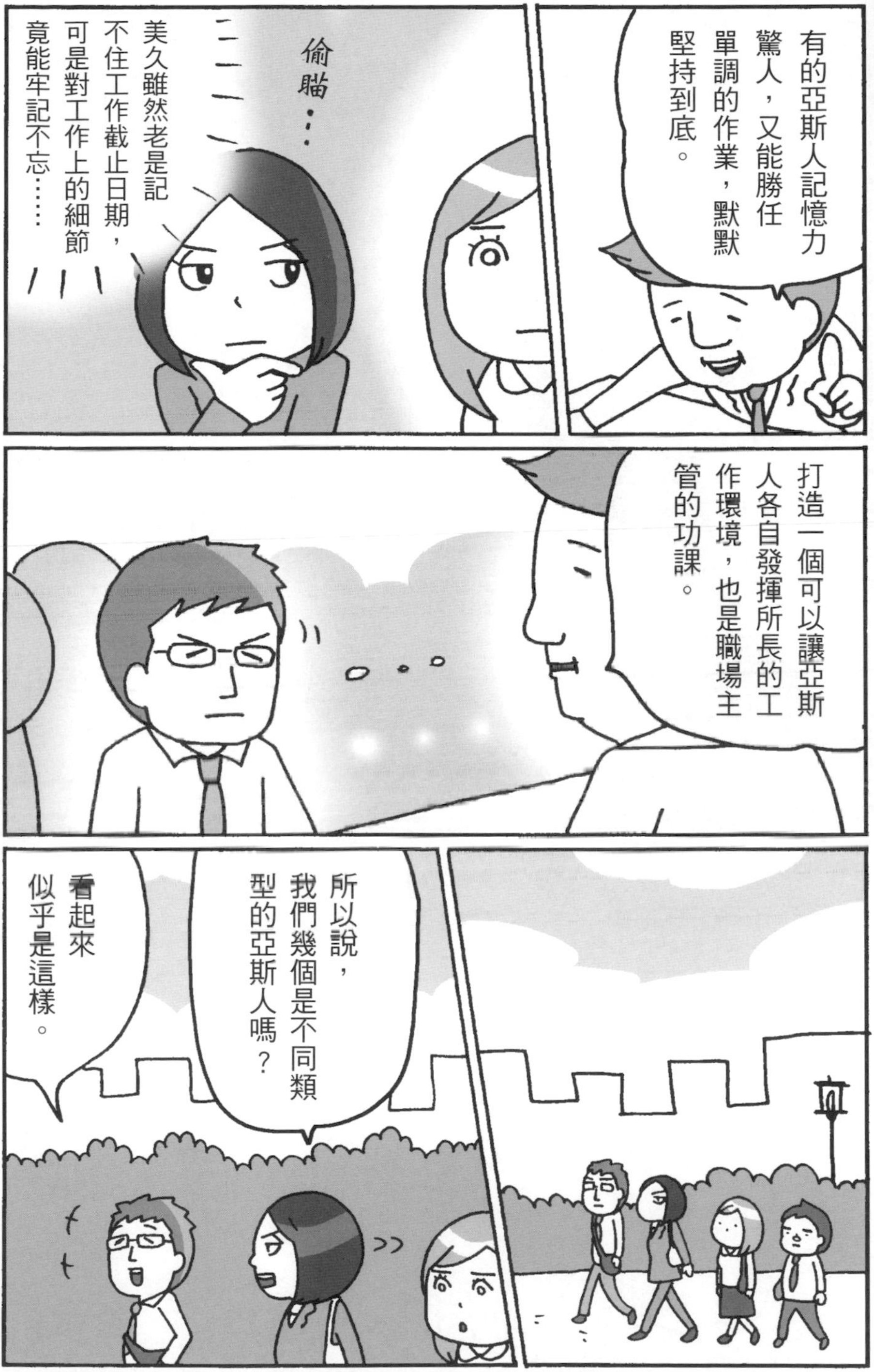

有的亞斯人記憶力驚人，又能勝任單調的作業，默默堅持到底。
偷瞄⋯
美久雖然老是記不住工作截止日期，可是對工作上的細節竟能牢記不忘⋯⋯
打造一個可以讓亞斯人各自發揮所長的工作環境，也是職場主管的功課。
所以說，我們幾個是不同類型的亞斯人嗎？
看起來似乎是這樣。

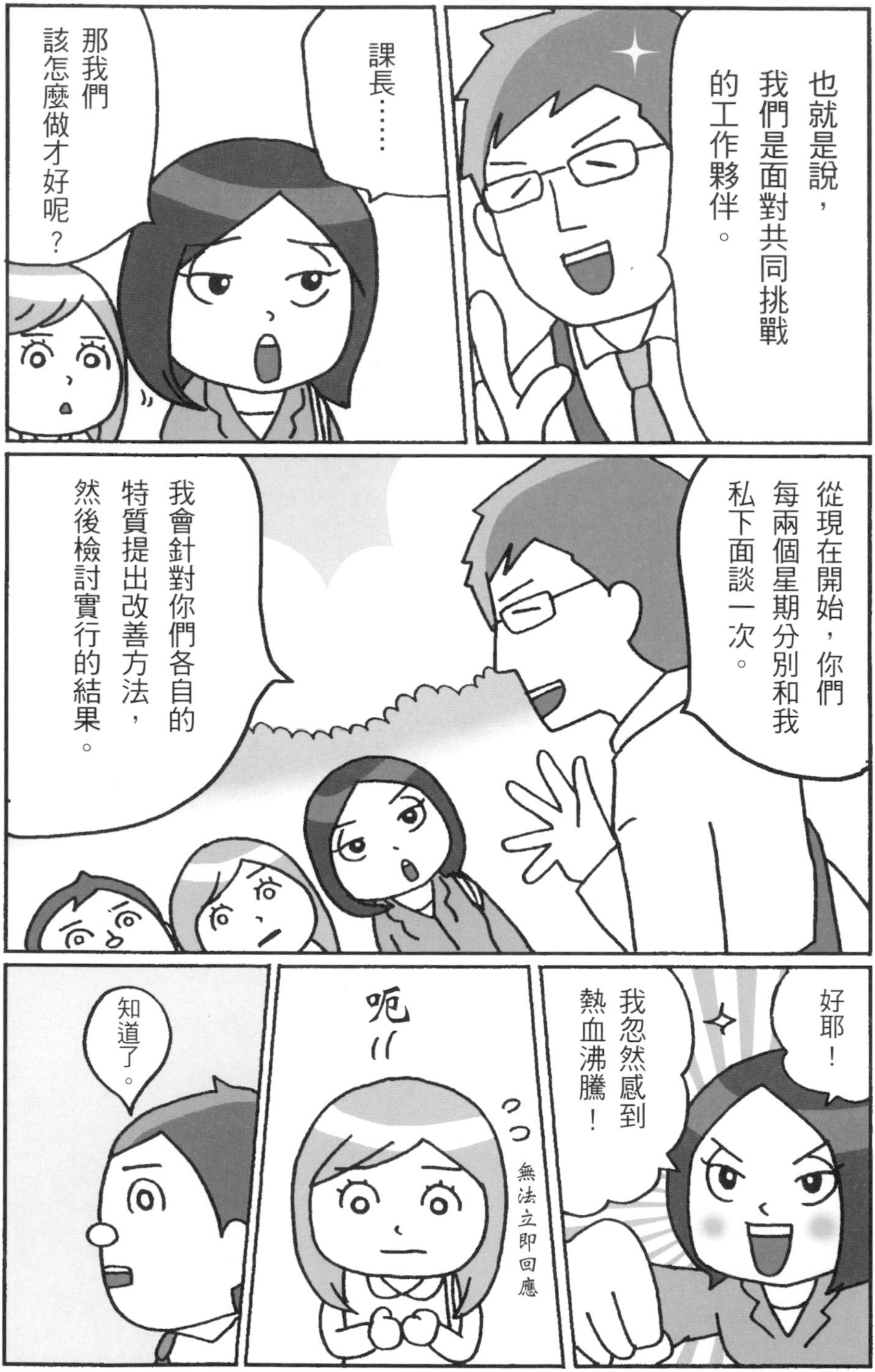
也就是說，我們是面對共同挑戰的工作夥伴。
課長……
那我們該怎麼做才好呢？
從現在開始，你們每兩個星期分別和我私下面談一次。
我會針對你們各自的特質提出改善方法，然後檢討實行的結果。
好耶！
我忽然感到熱血沸騰！
呃
無法立即回應
知道了。

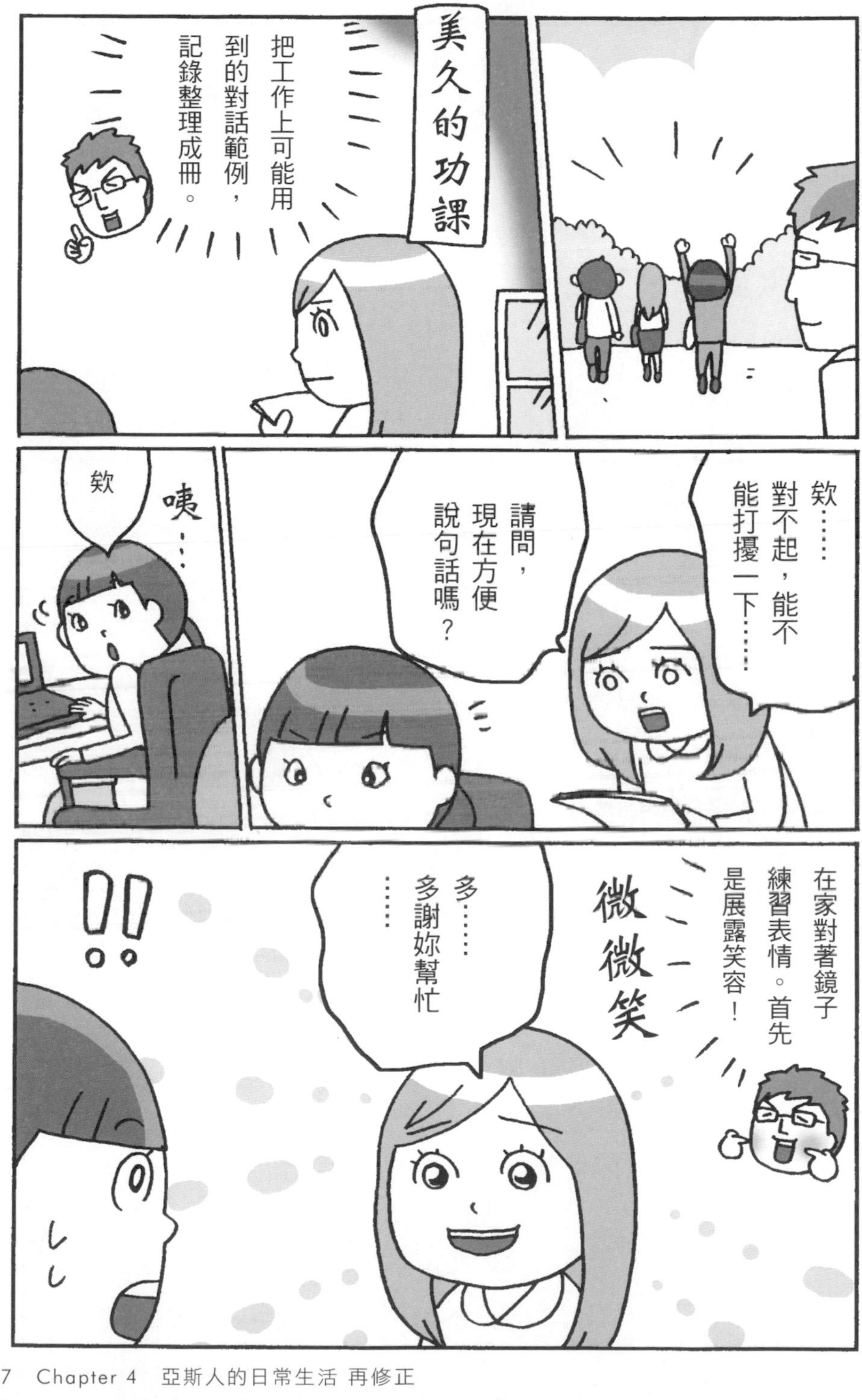
美久的功課
把工作上可能用到的對話範例，記錄整理成冊。
欸……對不起，能不能打擾一下……
請問，現在方便說句話嗎？
欸
咦……
在家對著鏡子練習表情。首先是展露笑容！
微微笑
多……多謝妳幫忙……
!!

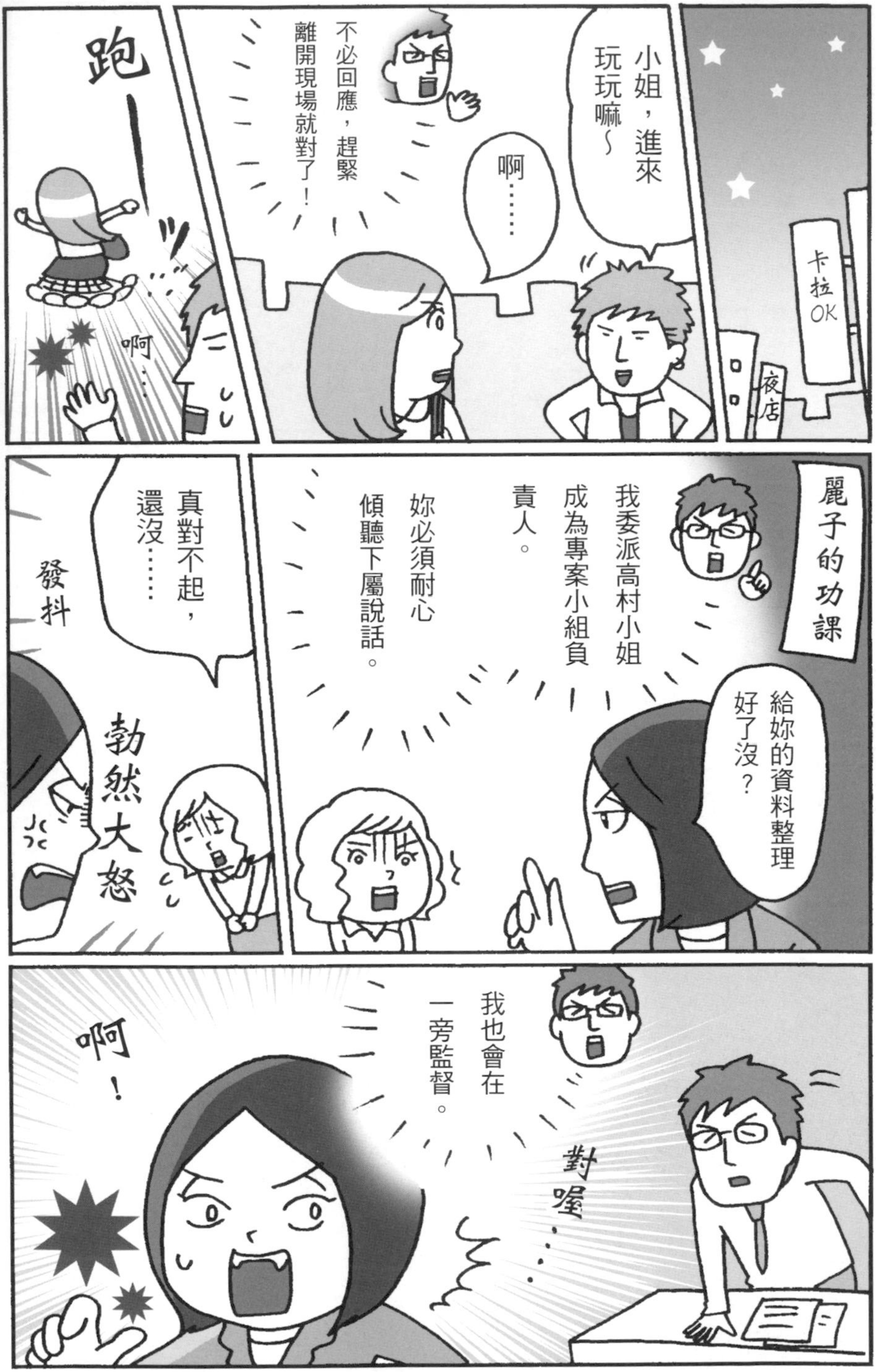
卡拉OK
夜店
小姐，進來玩玩嘛～
啊……
不必回應，趕緊離開現場就對了！
跑—
啊……
麗子的功課
我委派高村小姐成為專案小組負責人。
妳必須耐心傾聽下屬說話。
給妳的資料整理好了沒？
真對不起，還沒……
發抖
勃然大怒
我也會在一旁監督。
對喔……
啊！

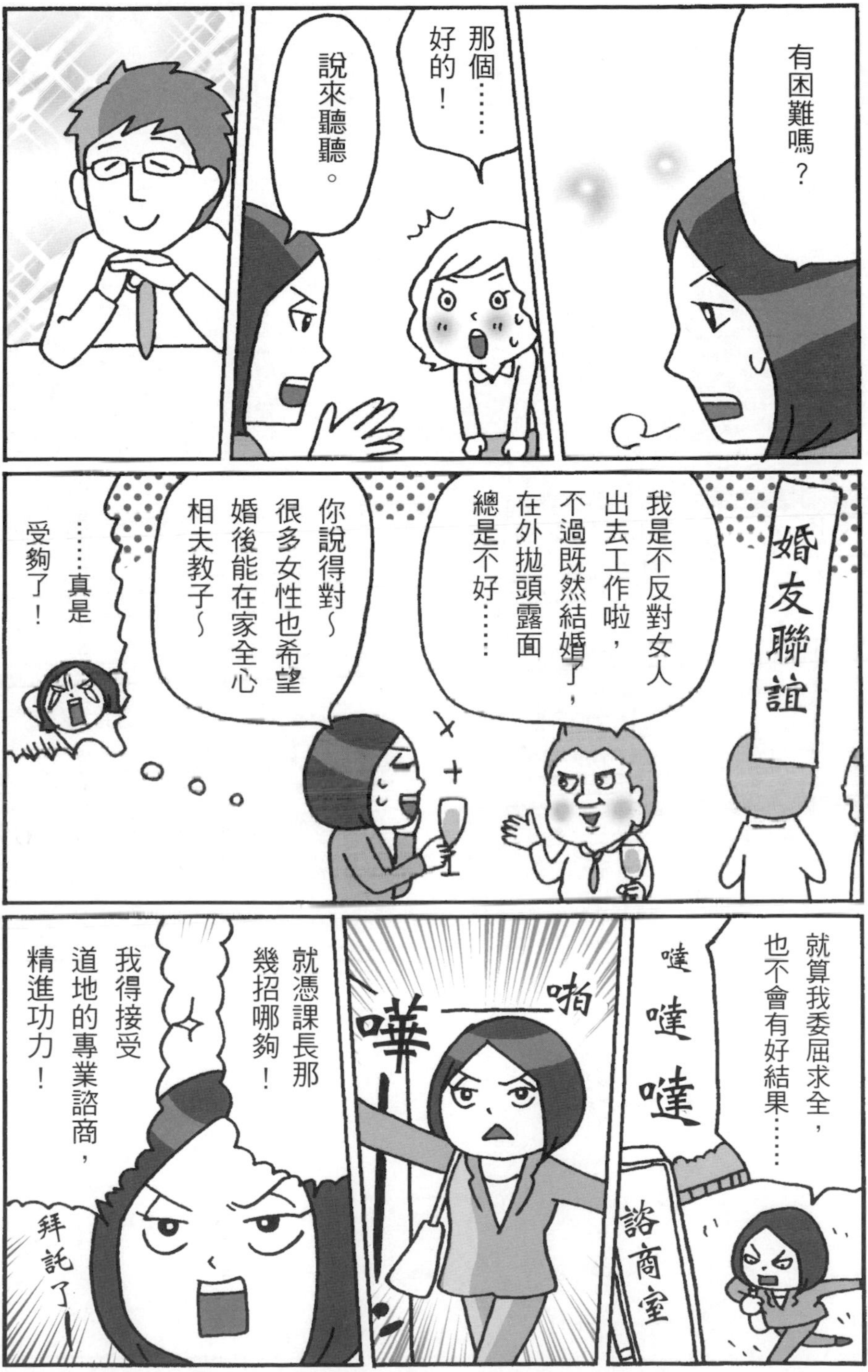
有困難嗎？
那個……好的！
說來聽聽。
婚友聯誼
我是不反對女人出去工作啦，不過既然結婚了，在外拋頭露面總是不好……
你說得對～很多女性也希望婚後能在家全心相夫教子～
……真是受夠了！
就算我委屈求全，也不會有好結果……
噠 噠 噠
諮商室
啪——
嘩——
就憑課長那幾招哪夠！
我得接受道地的專業諮商，精進功力！
拜託了——

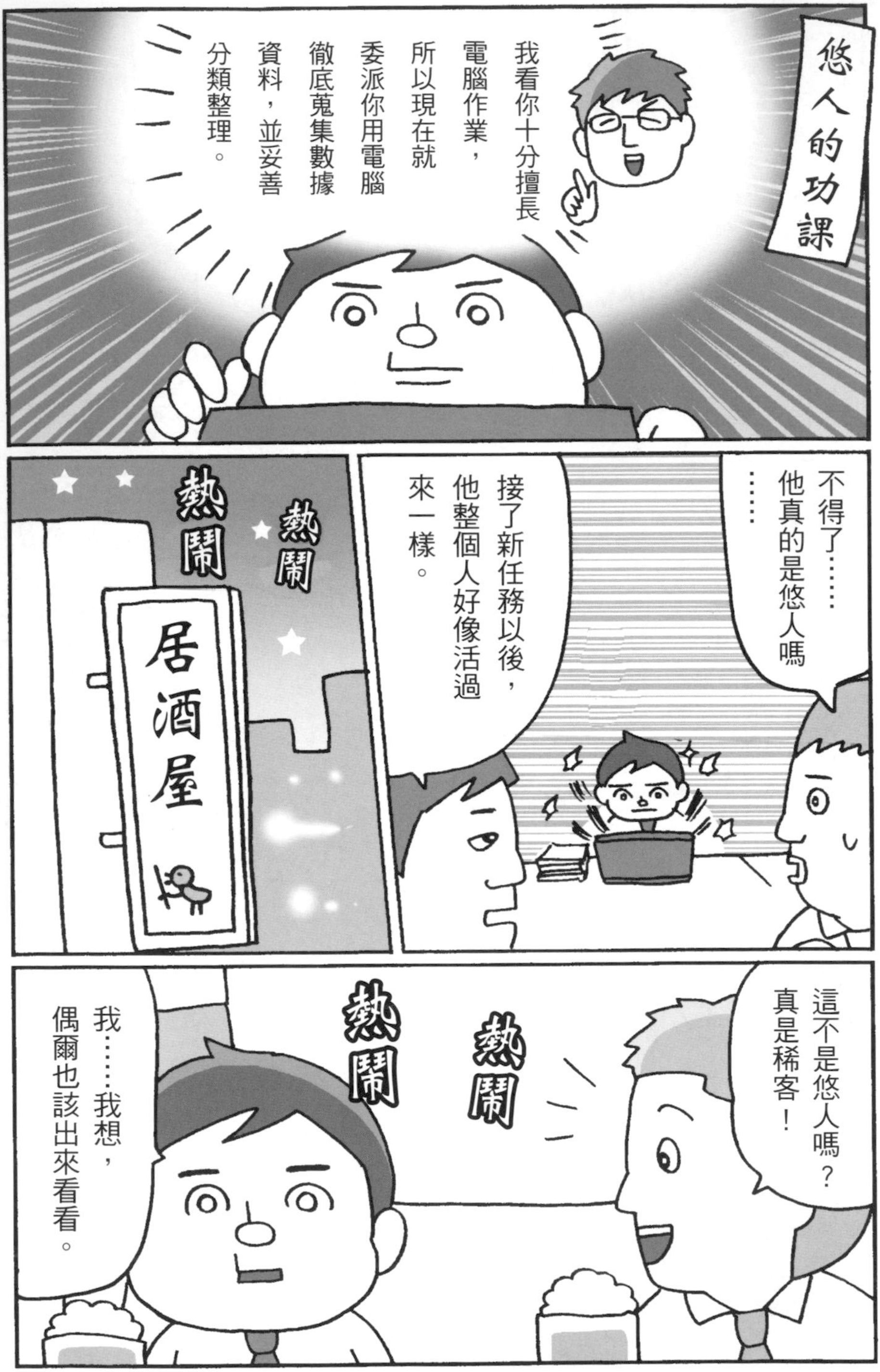
悠人的功課
我看你十分擅長電腦作業，所以現在就委派你用電腦徹底蒐集數據資料，並妥善分類整理。
不得了……他真的是悠人嗎……
接了新任務以後，他整個人好像活過來一樣。
熱鬧
熱鬧
居酒屋
這不是悠人嗎？真是稀客！
熱鬧
熱鬧
我……我想，偶爾也該出來看看。

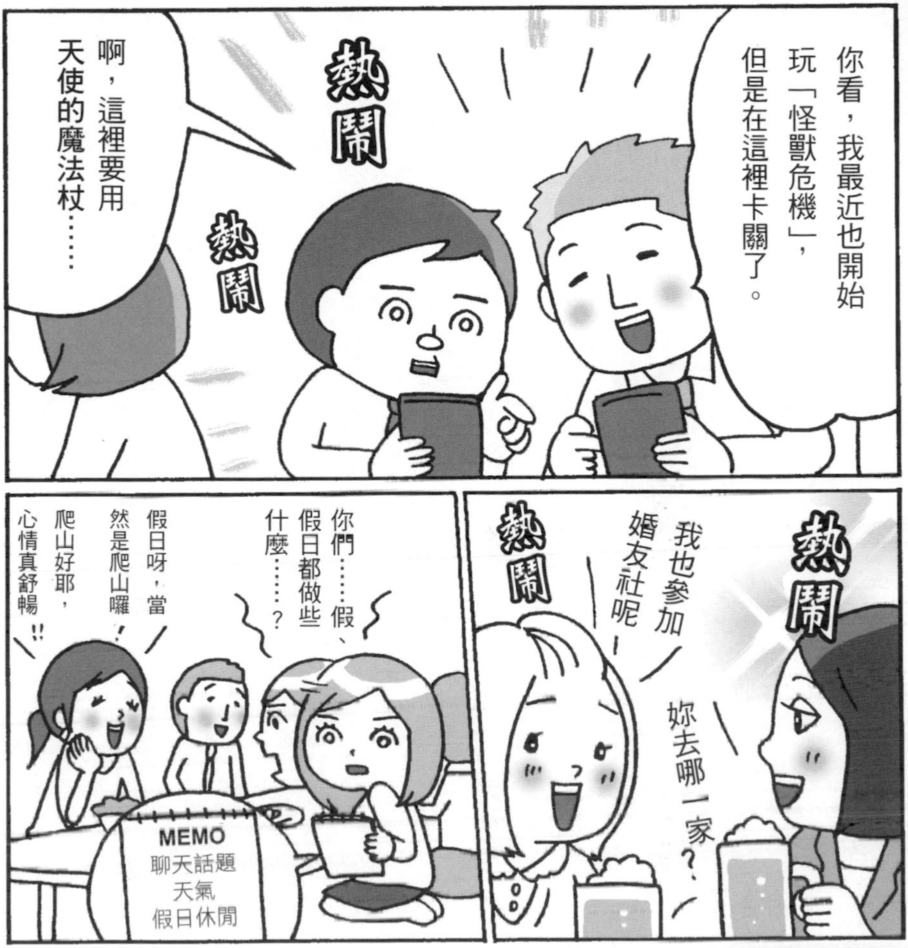
你看，我最近也開始玩「怪獸危機」，但是在這裡卡關了。
熱鬧
熱鬧
啊，這裡要用天使的魔法杖……
熱鬧
我也參加婚友社呢！
熱鬧
妳去哪一家？
你們……假、假日都做些什麼……？
假日呀，當然是爬山囉！
爬山好耶，心情真舒暢!!
MEMO
聊天話題
天氣
假日休閒
現在必須更進一步了！

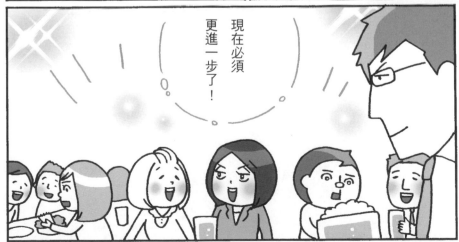

Chapter 4

從「打招呼」和「附和回應」開始

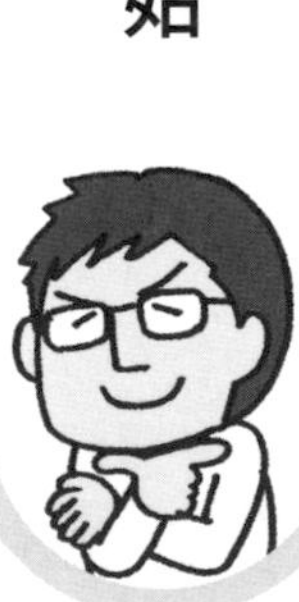

決定好印象的兩大要件

具體而言，亞斯人該怎麼做，可以讓自己的日常生活過得更平順自在呢？本章接下來就要為讀者們揭曉這些好用的方法。

首先，「打招呼」的功夫不能省。早上到公司，見到誰都要道早安，再不然，至少也要與人四目相交，點頭致意；下班時，一定不忘說聲「我先走了」。打招呼是溝通的基本前提，不和人打招呼，形同是擺明「拒絕溝通」。

打招呼的時候，面帶微笑，加上輕輕頷首，更顯得誠意十足，可以給人好印象。不妨事先對著家中的鏡子，練習嘴角自然上揚的生動表情。在適當的時機適度和人打招呼，就足以完全翻轉你在別人心目中的形象。

「附和回應」在溝通過程中同樣非常重要。對方說話的時候，不時輕輕點頭，「欸」、「嗯」、「是」等做出回應，展現專心傾聽的誠意。

亞斯人對自己不感興趣的話題，往往擺出不耐煩的表情，或是直接打斷別人的話，這是溝通的大忌。從今天起，請專注看著對方的眼睛，或頷首，或出聲回應對方的話，練習良好的溝通態度。

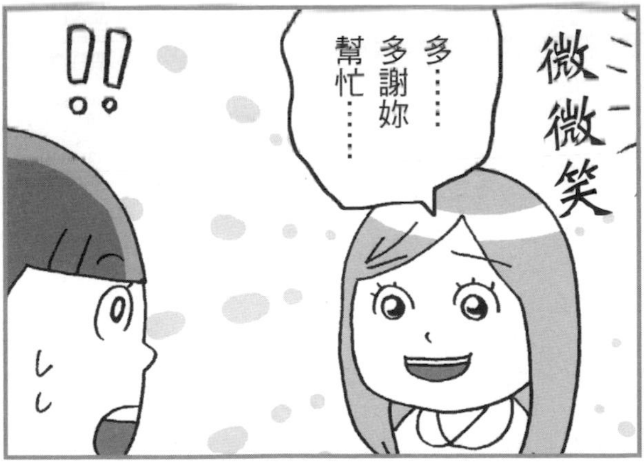

很多時候，我們自認為笑臉迎人，其實在別人看來面無表情。請對著鏡子練習自然的微笑。

Chapter 4

認識自己的長處和短處

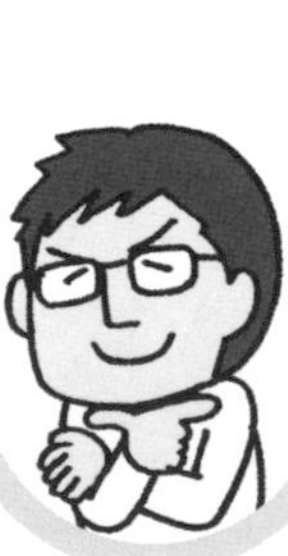

釐清自己的優缺點，做實質有效的努力

亞斯人把日子過好的重要門道，就是「了解自己的特質，認清自己的長處與短處」。

比方說，如果你是不知如何分辨事情的輕重緩急、沒人給指示就無所適從的亞斯人，請試著給自己訂定一天的計畫表。對亞斯人來說，用文字或圖畫具體留下書面標示，會比在腦子裡構思，來得更容易理解。等到習慣了每天寫計畫表的作業模式以後，再循序製作週間行事曆、月份行事曆。有了具體的計畫表，可以相當程度減輕亞斯人內心的焦慮不安。

亞斯人不只要認清自己的短處，還要發掘自己的長處。如果勝任單調的作業，大可以朝這方面工作發展，或是請示上司將你轉調到這樣的工作單位。

當然，不是所有的職場都有通融的餘地。萬一公司不允許，亞斯人也可以考慮私下挑戰專業技能檢定考試等，提升自己的工作實力與身價。

嫌棄自己或怨天尤人都無法改變現狀，掌握自己的優缺點，方能做出實質有效的努力。如果覺得對自己還不夠了解，可以請教身邊的人，他們會給你寶貴的意見。

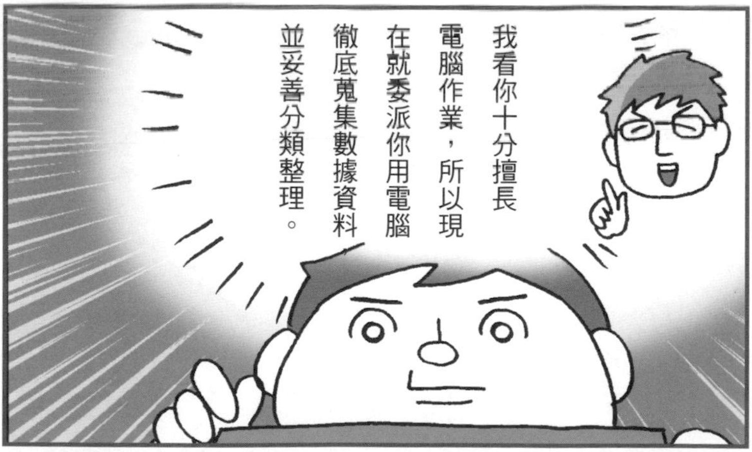
我看你十分擅長電腦作業，所以現在就委派你用電腦徹底蒐集數據資料並妥善分類整理。

亞斯人擁有高度的專注力和記憶力，如果全心集中在自己擅長的領域，可以做出一番成績。

Chapter 4

不要求完美

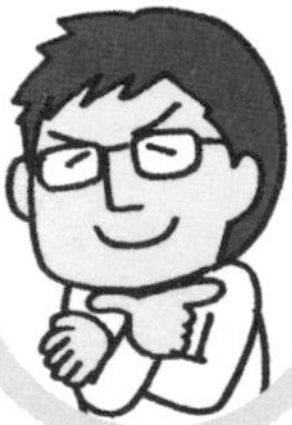

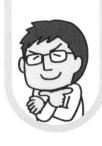

首要目標鎖定在如期完成任務，自己的完美求好留待二次追加

「亞斯特質」之一，就是非常執著。例如，在工作上過度拘泥細節，一再琢磨導致耽誤交件期限，反而壞事。無論過程做得多麼無懈可擊，如果不能在期限之內完成，那麼所有的努力都將失去意義。

為避免這樣的憾事發生，先不求百分之百完美，但求八、九成的水準，務必要趕上截止期限。如果還有剩餘時間，再逐一琢磨細部，方能保證萬無一失。

而倘若無論如何都堅持細部的雕琢，那就必須把整體完工的時程再提前，留給自己較充裕的時間，去滿足自認非琢磨不可的細部作業。作業前，應該先和上級充分討論，清楚掌握自己負責的是整體作業流程中的哪一階段、應該在何時進行到何種程度。

亞斯人必須認知到，如果是自己一個人的作業，要如何講究細節都是自己的事，但倘若是團隊合作，個人的執著可能被視為不必要的吹毛求疵。只因為自己對細節過不去，耽誤了大家的時間，造成團隊或公司的重大損失。這麼一來，你的追求完美反而可能成為眾矢之的，無法受到大家肯定。

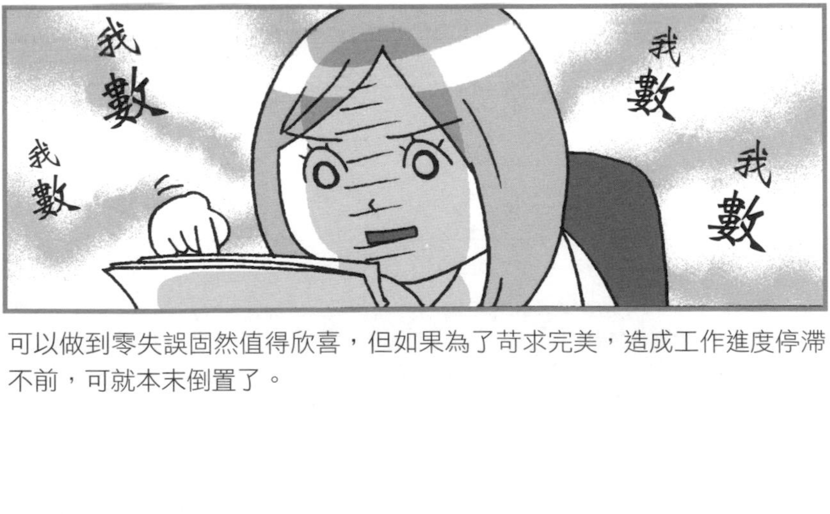

可以做到零失誤固然值得欣喜，但如果為了苛求完美，造成工作進度停滯不前，可就本末倒置了。

Chapter 4

試著站在對方的立場

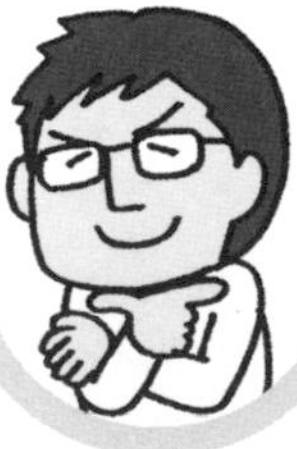

首先接納別人的看法

這樣一路看下來，可以發現圍繞亞斯人身邊的種種是非和挫折，往往來自他們「無法想像對方的心情感受」。對於這種「亞斯特質」，該如何因應才好呢？

首先，請耐心聽完別人說話。亞斯人容易打斷或否定他人說話，被一口否定的人必定深感不愉快。所以無論如何，都先聽完對方的意見，想像對方的心情感受以後，再做出回應。要知道，沒有人是永遠正確的，別人也可以有不同於你的感受和想法。

尤其是異常積極型的亞斯人，容易在不自覺間對人強迫推銷自己的主張。

你如果是這類亞斯人，在和大家一起聊天的時候，不妨試著耐心傾聽別人意見，努力去了解他人主張。從自己的觀點來看，你或許無法接受對方的見解，但請至少先表現出嘗試理解的誠意。

相反的，被動型亞斯人非常難以向外界表達自己的想法，旁人或許也為了猜不透他們的心思而苦惱。被動型的主張是「站在對方的立場去行動」，但因不善表達而照單全收。這類型亞斯人應該盡可能表達自己的所見所思，做到基本的溝通。

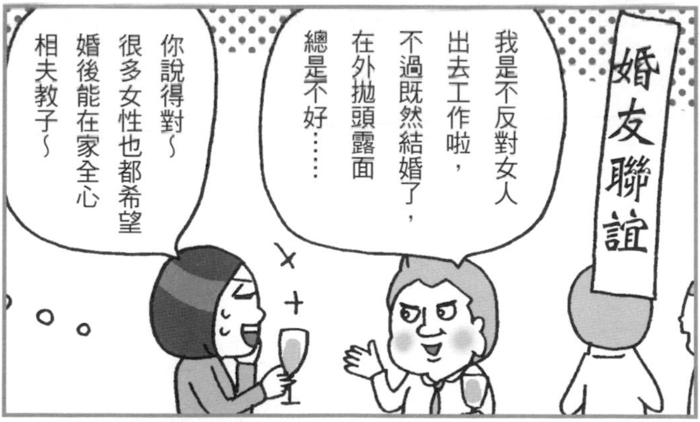
婚友聯誼
我是不反對女人出去工作啦，不過既然結婚了，在外拋頭露面總是不好……
你說得對～很多女性也都希望婚後能在家全心相夫教子～

對自己不能苟同的意見也不要立刻動怒，首先表示同理，也是改善溝通的訓練之一。

Chapter 4

找個傾訴煩惱的對象

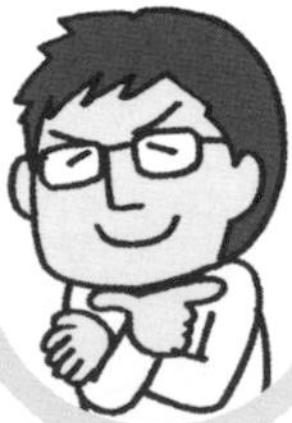

學習客觀看待自己

鬼崎課長在稍早前的漫畫對白中，曾說：「多數人共通的想法，是亞斯人無法理解的。」對亞斯人來說，社會上的常識與自己的常識之間，究竟存在多大的差異，這是他們難以釐清的困惑。

亞斯人不妨將自己的滿腹困惑，向熟悉的親友、前輩，或是專業諮商師等請教。隨著一次次的討論，問題的輪廓越來越清晰，你也將逐漸學會客觀看待自己，明白自己與他人的差異何在。

此外，當你不得不挑戰沒有經驗過的新任務時，也可以找人商量。新體驗

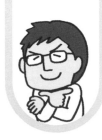

對亞斯人來說，會造成莫大的壓力和惶恐不安，事先請益有經驗的人、收集情報、沙盤推演，盡可能降低焦慮不安。事前準備充分，也能預防臨場時手忙腳亂、恐慌發作。

寫日記也是個好方法。寫下自己的心情感受與事情始末的同時，也是在整理自己的心情，並且自我訓練客觀思考能力。

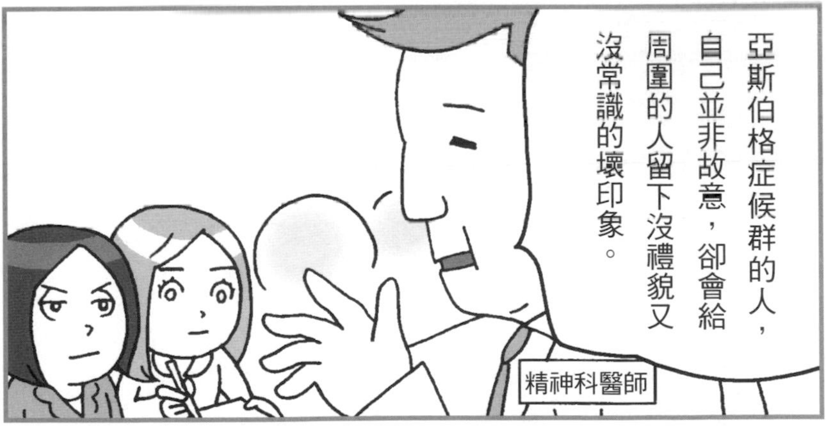
亞斯伯格症候群的人，自己並非故意，卻會給周圍的人留下沒禮貌又沒常識的壞印象。
精神科醫師

除了一對一的個別諮商，還可以參加專題講座，增進對亞斯伯格症候群的知識，也是學習客觀思考的好機會。

亞斯人小知識 4

重新檢視生活習慣，預防情緒風暴

嘗試自我改造的過程很辛苦，日積月累的努力也可能累積莫大的壓力，無法紓解的壓力又可能導致情緒爆發，反而得不償失。那麼，該如何排解壓力、預防可能的情緒風暴呢？

情緒失控是累積壓力的「前因」所造成的後果，在這之前，其實早已經埋藏身心失調的伏筆。所以在自我改造期間，維持飲食、睡眠、沐浴等生活作息的規律，是最起碼的要求。而無論是職場還是家庭生活，量力而為即可，千萬不要過度求好，造成自己的壓力負擔。

找個可以傾訴的對象，也能夠預防情緒崩潰。平日就試著結交值得信賴的人，把自己的想法一點一點的說給對方聽。必須留意的是，對方如果是自己的親朋好友，天天聽你傾訴，可能也會吃不消。不妨考慮借助心理諮商師等專家之力，一起尋求改善之道，會是更為理想的辦法。

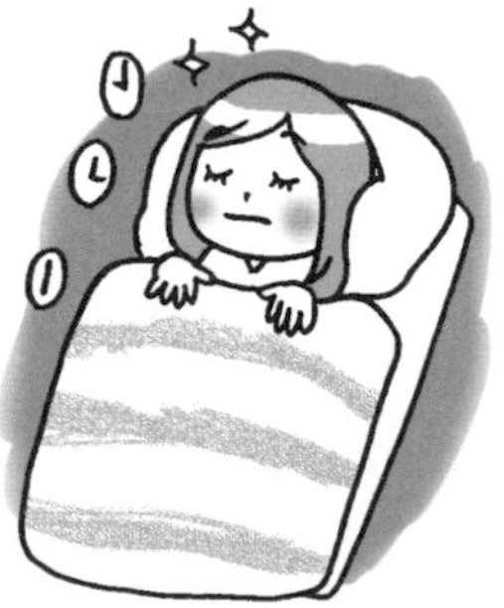

Chapter 5

如何協助亞斯人？

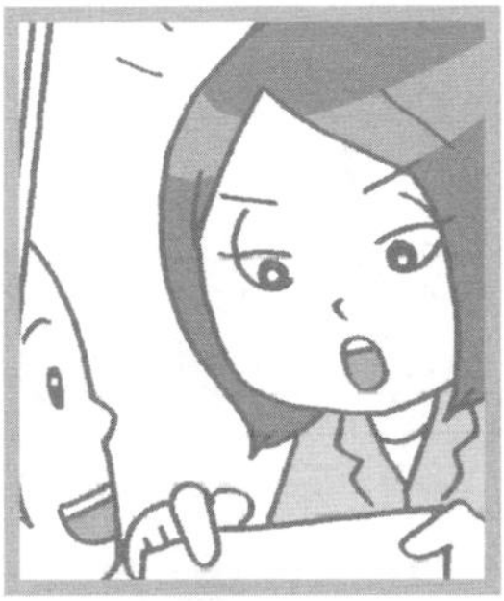

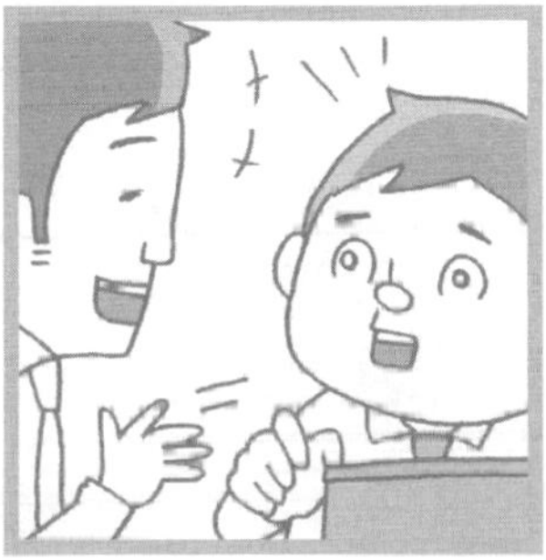

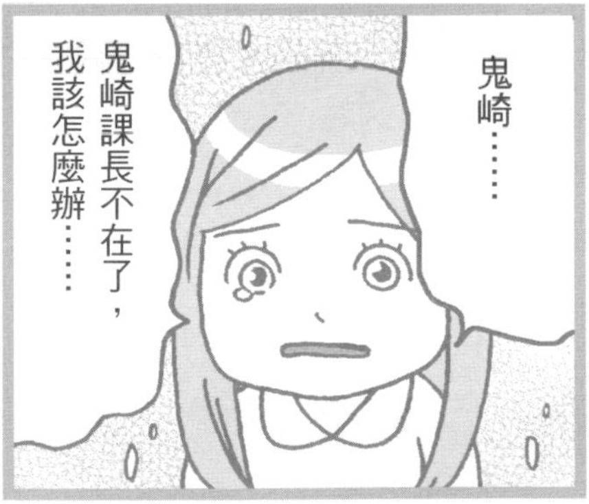

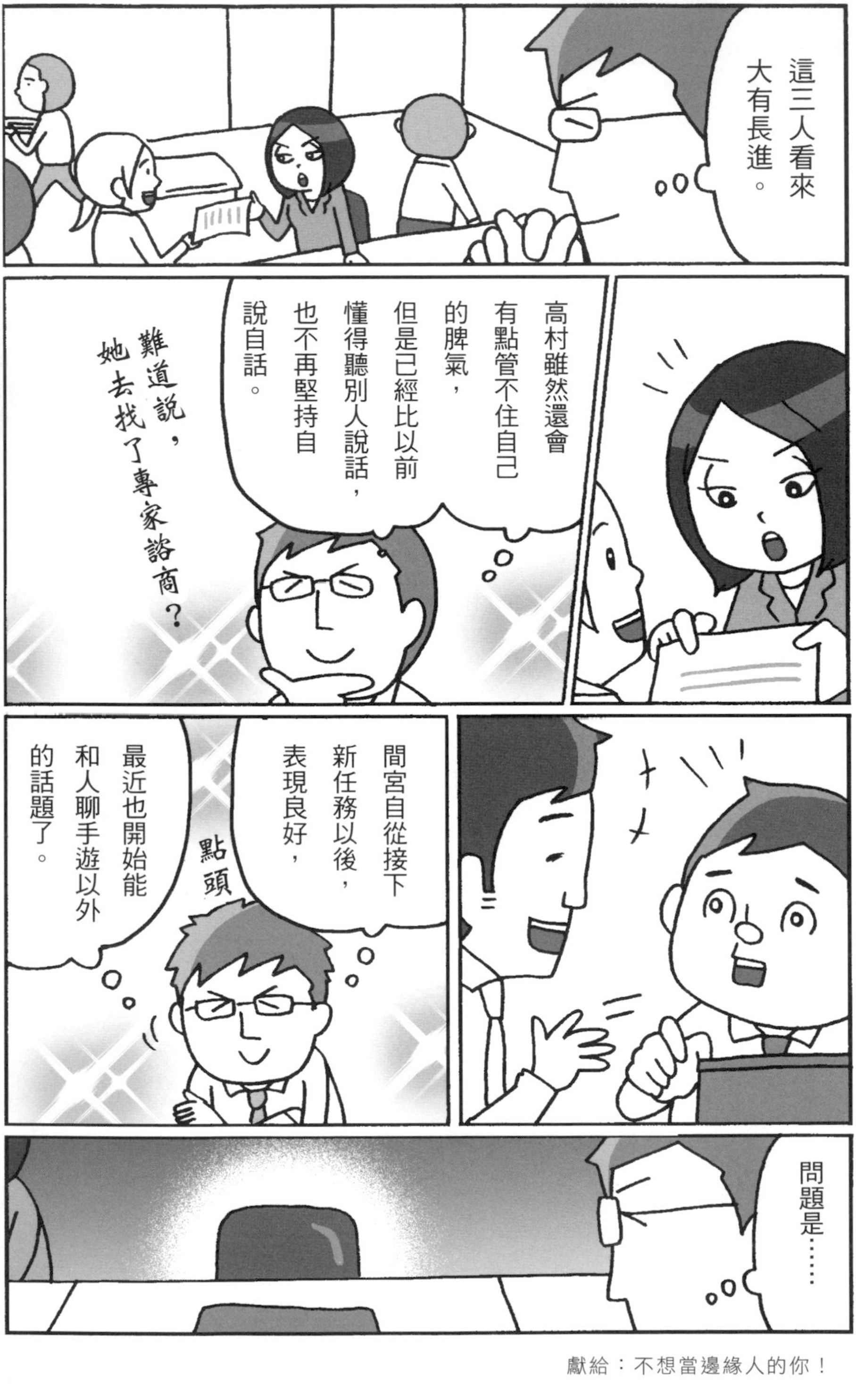
這三人看來大有長進。
高村雖然還會有點管不住自己的脾氣，但是已經比以前懂得聽別人說話，也不再堅持自說自話。
難道說，她去找了專家諮商？
間宮自從接下新任務以後，表現良好，
點頭
最近也開始能和人聊手遊以外的話題了。
問題是……

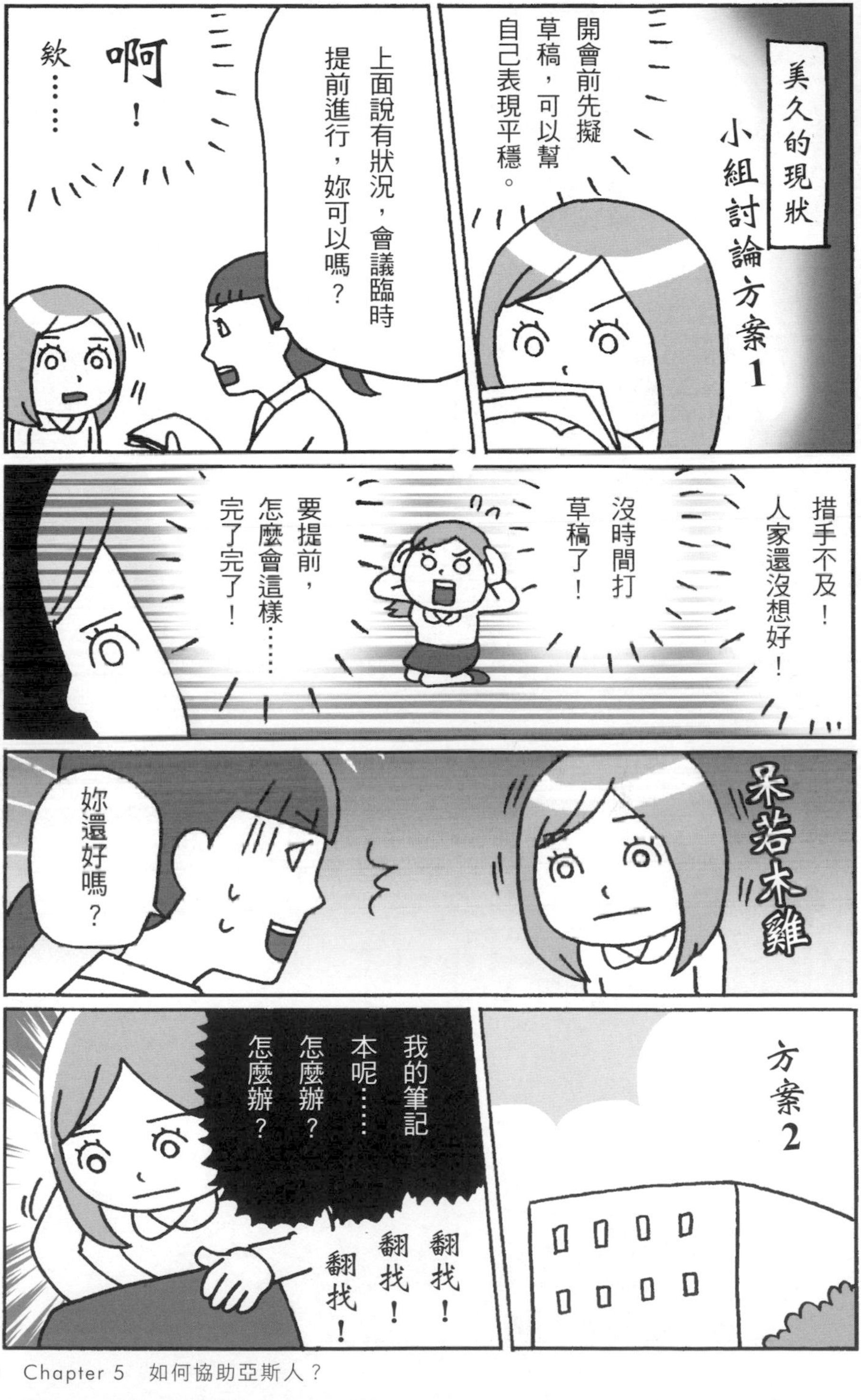
美久的現狀
小組討論方案1
開會前先擬草稿，可以幫自己表現平穩。
上面說有狀況，會議臨時提前進行，妳可以嗎？
啊！
欸……
措手不及！人家還沒想好！
沒時間打草稿了！
要提前，怎麼會這樣……完了完了！
呆若木雞
妳還好嗎？
方案2
我的筆記本呢……怎麼辦？怎麼辦？
翻找！
翻找！
翻找！

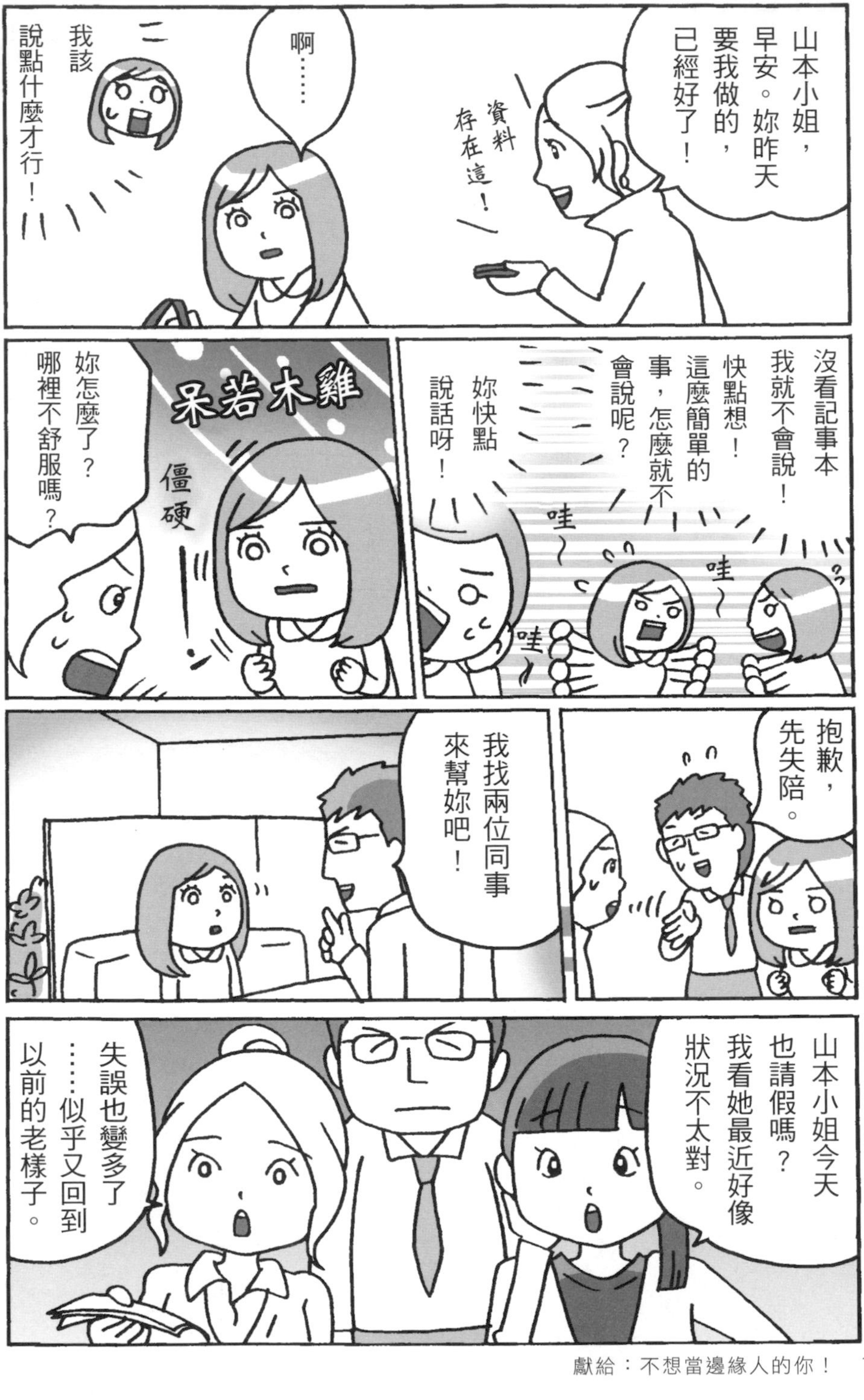
山本小姐，早安。妳昨天要我做的，已經好了！
資料存在這！
啊……
我該說點什麼才行！
沒看記事本我就不會說！快點想！這麼簡單的事，怎麼就不會說呢？
妳快點說話呀！
哇～
哇～
哇～
呆若木雞
僵硬
妳怎麼了？哪裡不舒服嗎？
抱歉，先失陪。
我找兩位同事來幫妳吧！
山本小姐今天也請假嗎？我看她最近好像狀況不太對。
失誤也變多了……似乎又回到以前的老樣子。

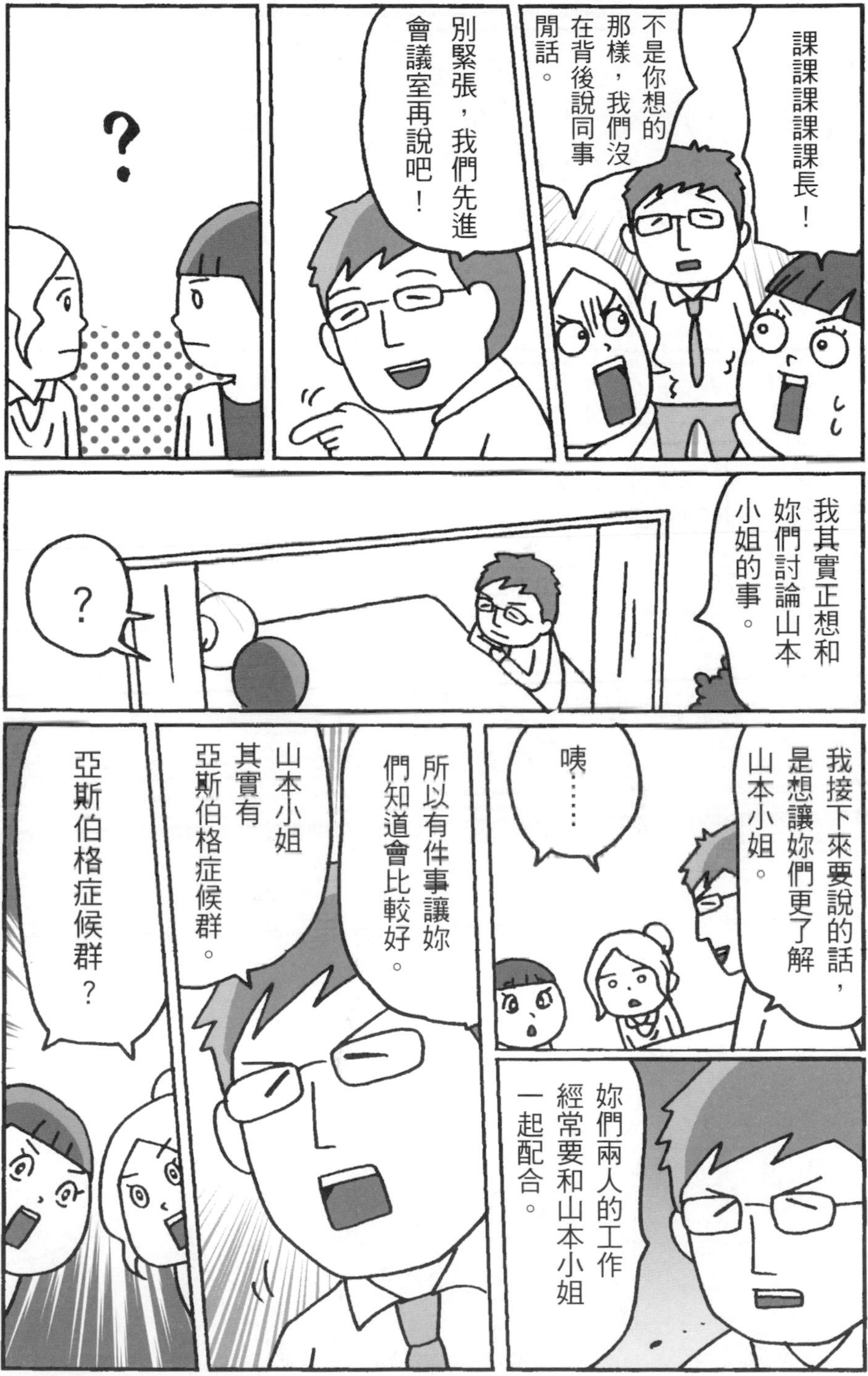
課課課課課長！
不是你想的那樣，我們沒在背後說同事閒話。
別緊張，我們先進會議室再說吧！
?
我其實正想和妳們討論山本小姐的事。
？
我接下來要說的話，是想讓妳們更了解山本小姐。
咦……
所以有件事讓妳們知道會比較好。
山本小姐其實有亞斯伯格症候群。
亞斯伯格症候群？
妳們兩人的工作經常要和山本小姐一起配合。

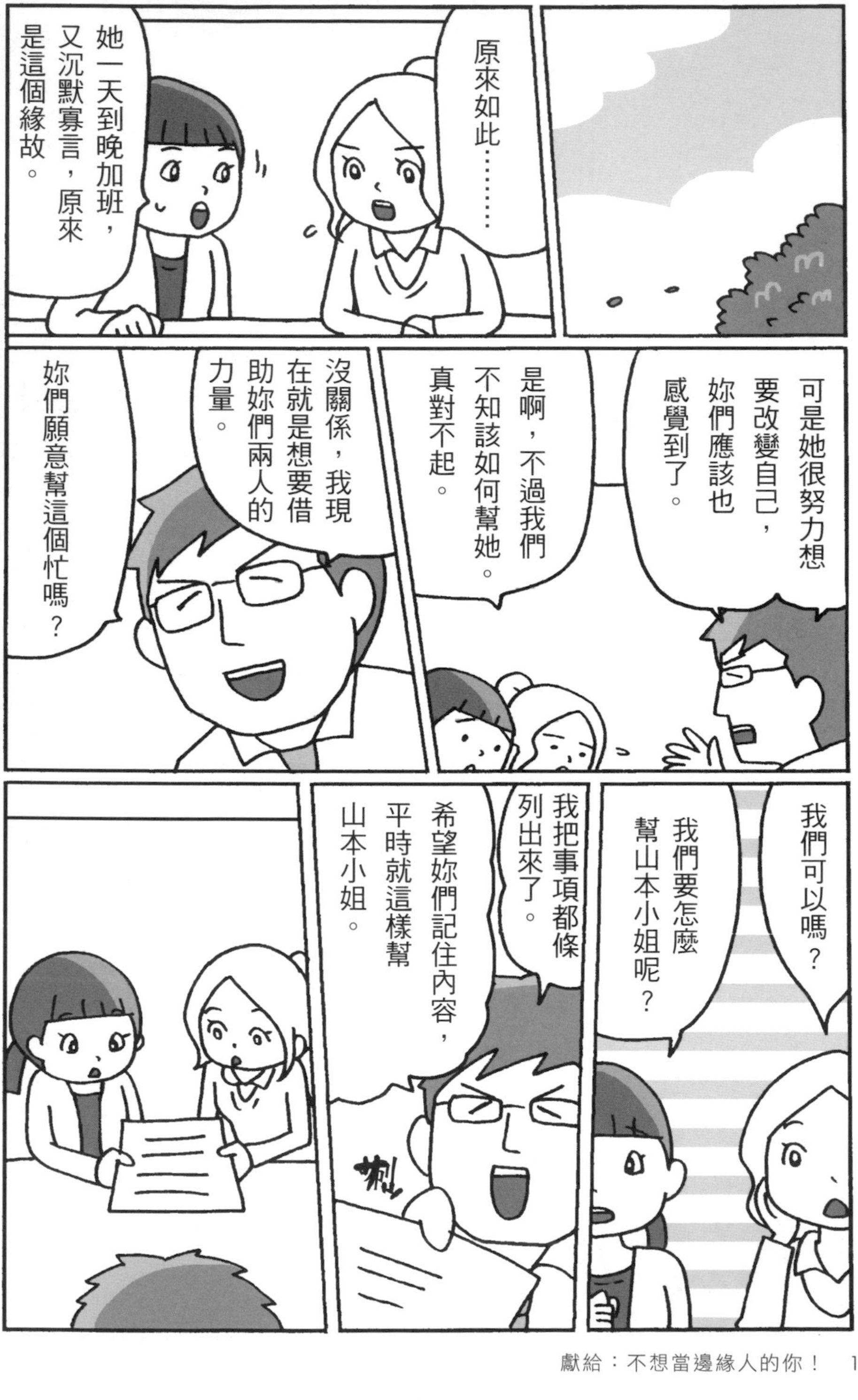
原來如此……
她一天到晚加班，又沉默寡言，原來是這個緣故。
可是她很努力想要改變自己，妳們應該也感覺到了。
是啊，不過我們不知該如何幫她。真對不起。
沒關係，我現在就是想要借助妳們兩人的力量。
妳們願意幫這個忙嗎？
我們可以嗎？
我們要怎麼幫山本小姐呢？
我把事項都條列出來了。
希望妳們記住內容，平時就這樣幫山本小姐。

請具體說明指示內容

範例：將數據資料表格化

→請將 18 日的〇〇數據，用 excel 整理成表格。

- 請不要只做口頭指示，要用書面指示，或是發 e-mail 通知。
- 亞斯人的感官異常敏感，請不要忽然碰觸他，或在近處發出巨大聲響。
- 每次請只給一項工作指示，如果同時給一連串指示，會讓亞斯人混亂。

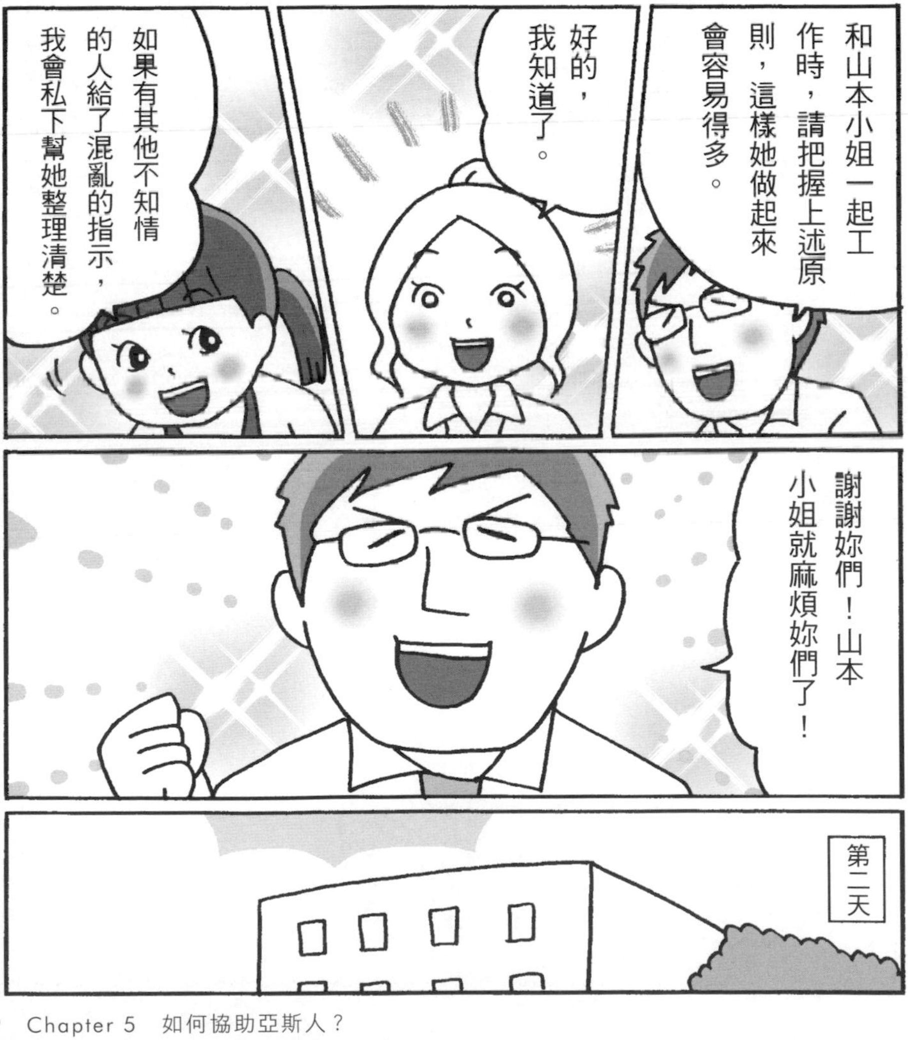
和山本小姐一起工作時，請把握上述原則，這樣她做起來會容易得多。
好的，我知道了。
如果有其他不知情的人給了混亂的指示，我會私下幫她整理清楚。
謝謝妳們！山本小姐就麻煩妳們了！
第二天

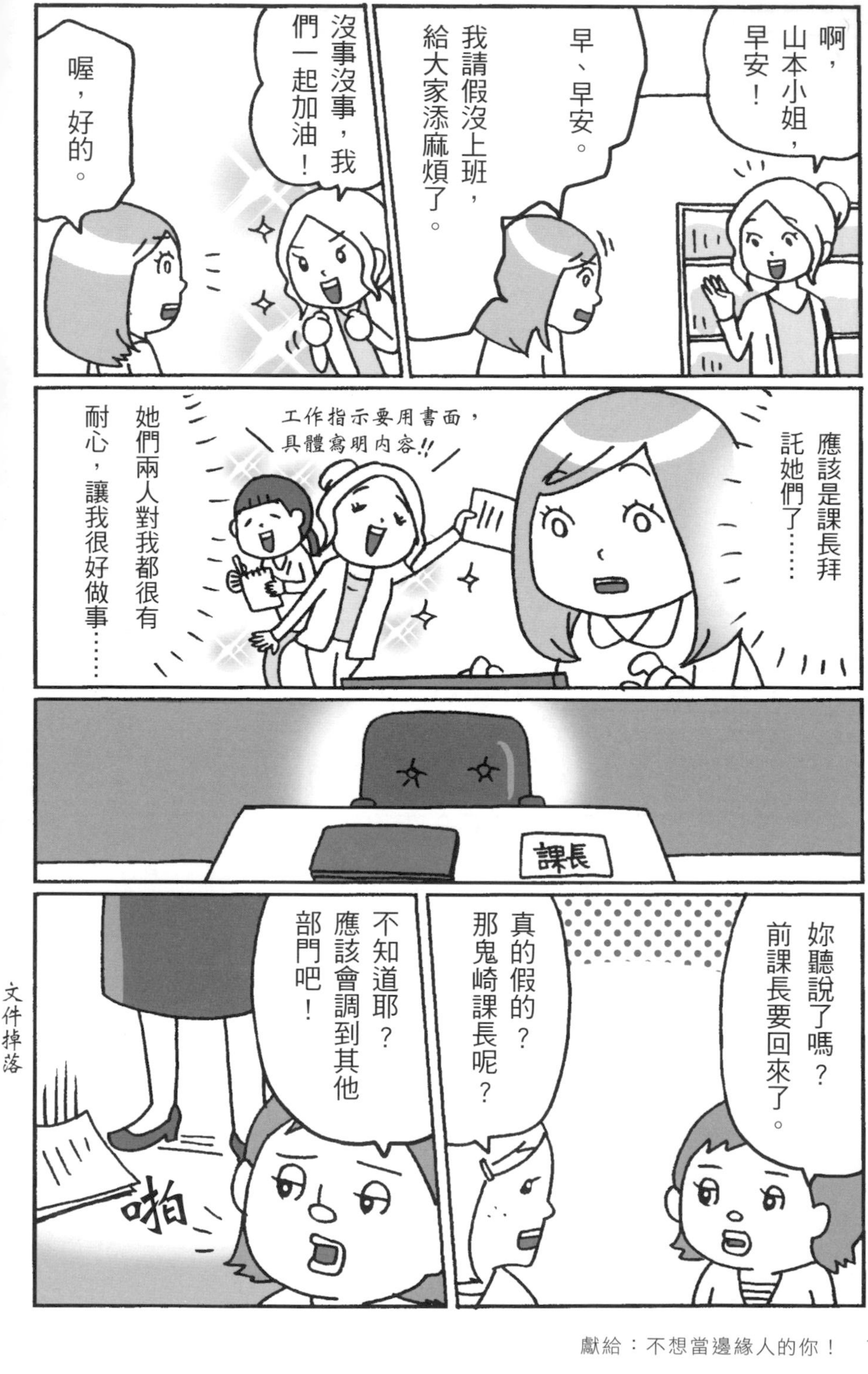
啊，山本小姐，早安！
早、早安。
我請假沒上班，給大家添麻煩了。
沒事沒事，我們一起加油！
喔，好的。
應該是課長拜託她們了……
工作指示要用書面，具體寫明內容!!
她們兩人對我都很有耐心，讓我很好做事……
課長
妳聽說了嗎？前課長要回來了。
真的假的？那鬼崎課長呢？
不知道耶？應該會調到其他部門吧！
啪
文件掉落

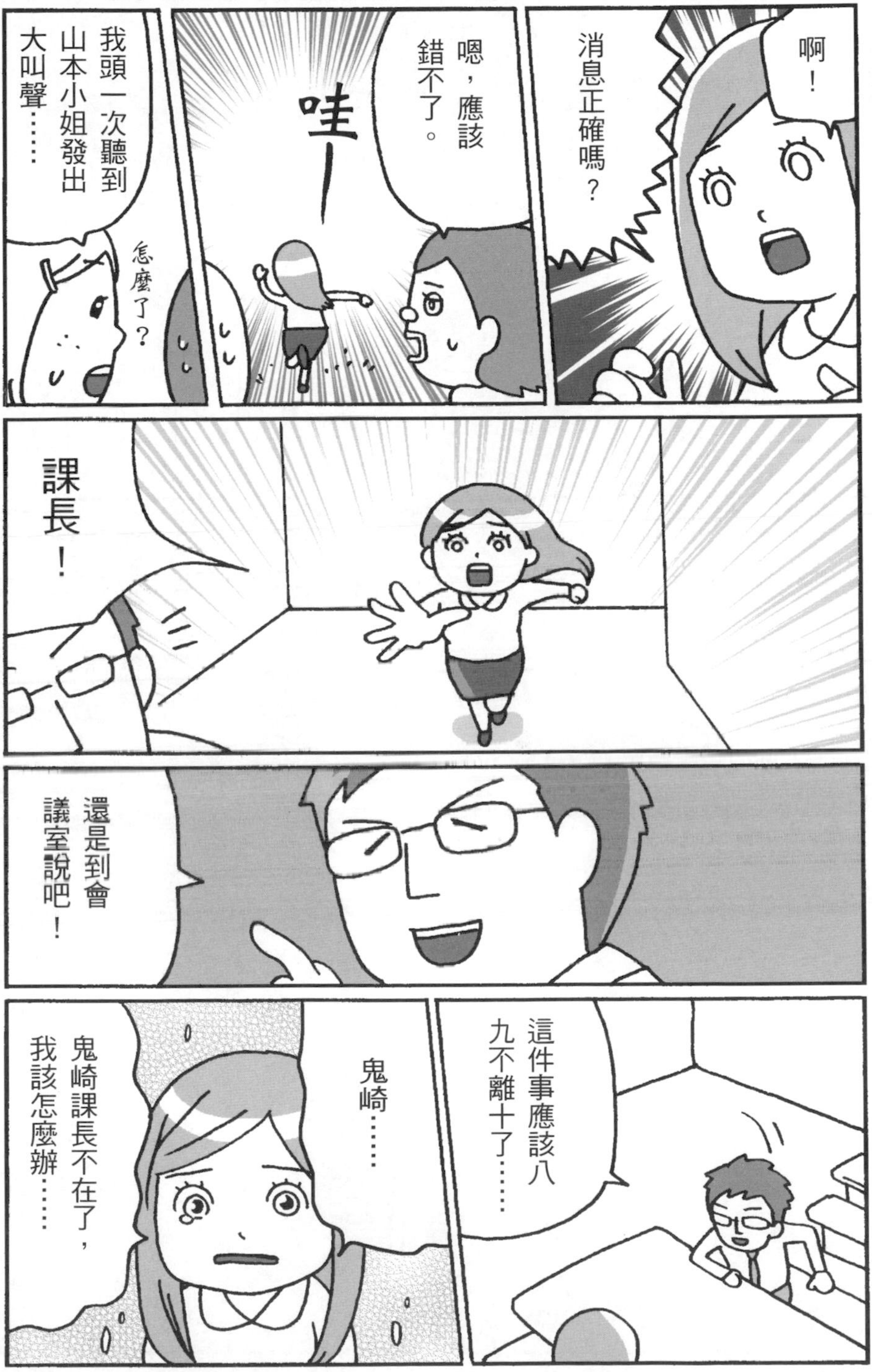
啊！
消息正確嗎？
嗯，應該錯不了。
哇ー
我頭一次聽到山本小姐發出大叫聲……
怎麼了？
課長！
還是到會議室說吧！
這件事應該八九不離十了……
鬼崎……
鬼崎課長不在了，我該怎麼辦……

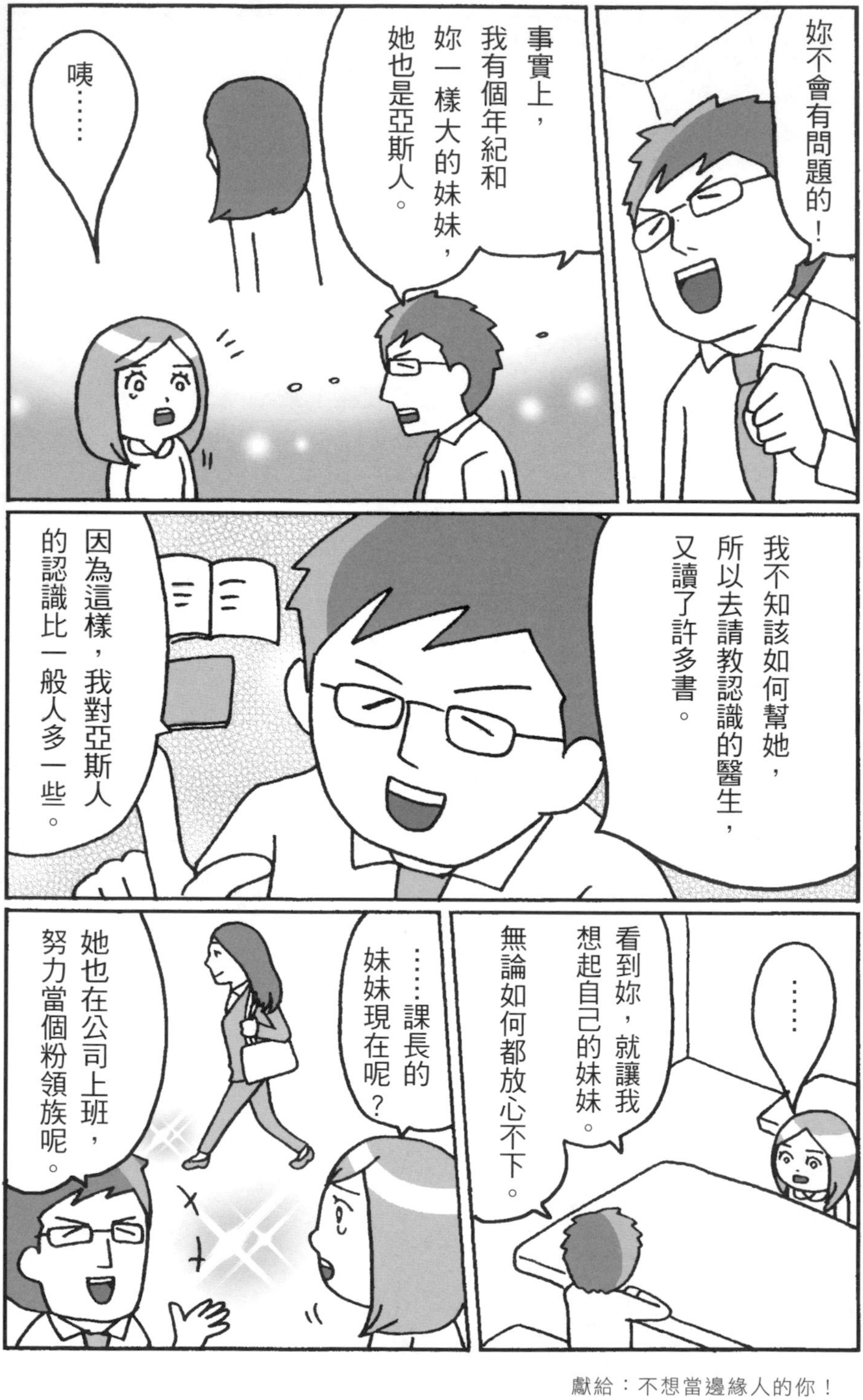
妳不會有問題的！
事實上，我有個年紀和妳一樣大的妹妹，她也是亞斯人。
咦……
我不知該如何幫她，所以去請教認識的醫生，又讀了許多書。
因為這樣，我對亞斯人的認識比一般人多一些。
……
看到妳，就讓我想起自己的妹妹。
無論如何都放心不下。
……課長的妹妹現在呢？
她也在公司上班，努力當個粉領族呢。

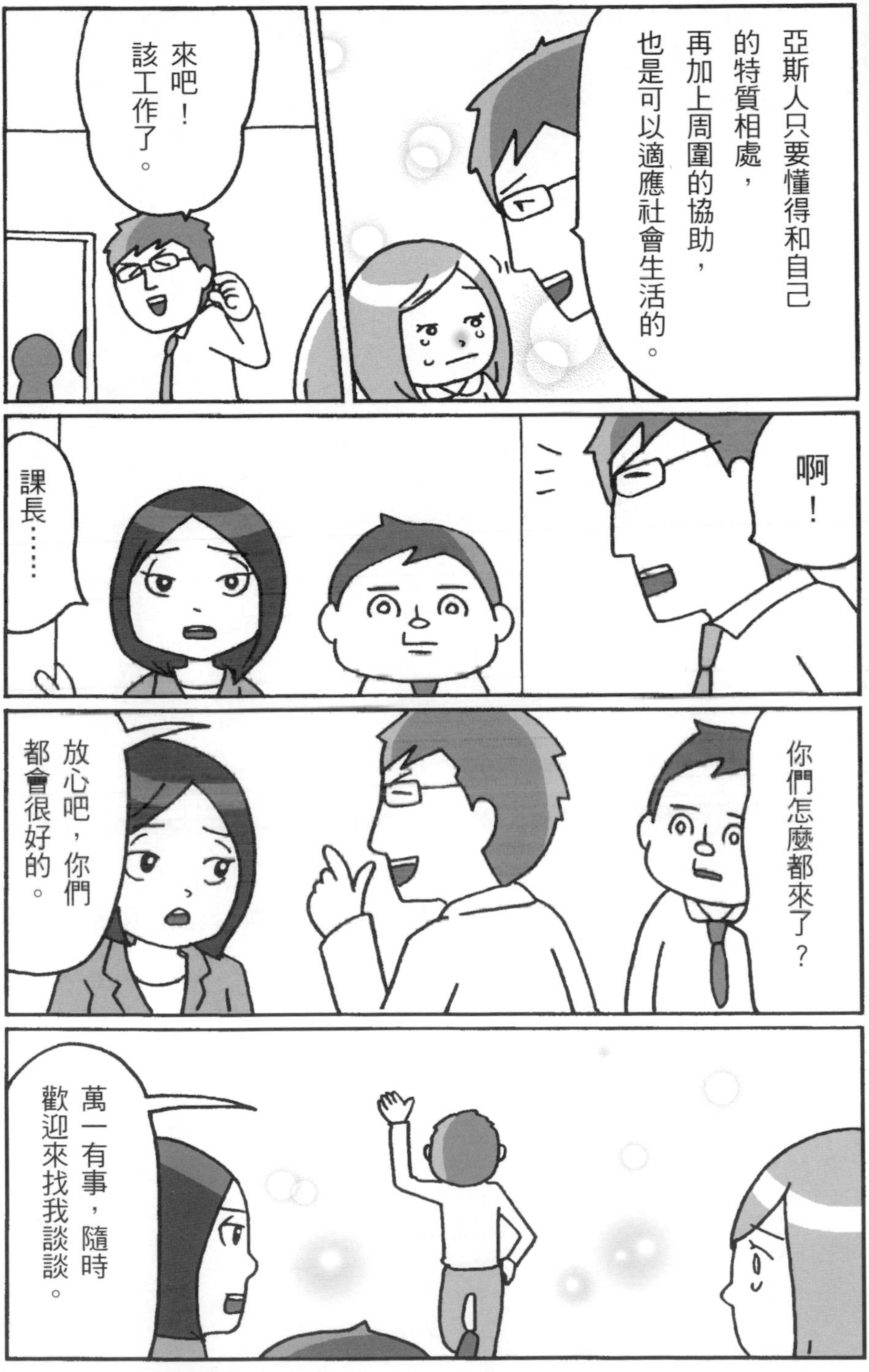
亞斯人只要懂得和自己的特質相處，再加上周圍的協助，也是可以適應社會生活的。
來吧！該工作了。
啊！
課長……
你們怎麼都來了？
放心吧，你們都會很好的。
萬一有事，隨時歡迎來找我談談。

Chapter 5

給予指示要具體明確

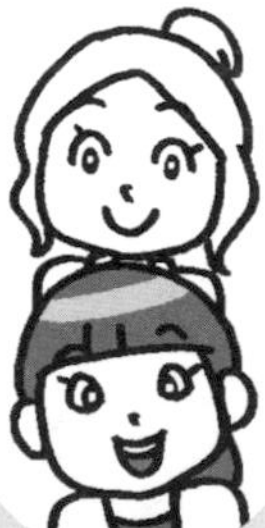

指示明確，沒有模糊空間

透過以上關於亞斯特質的介紹，以及如何與亞斯人共事的說明，相信讀者們都已經有一定程度的認識與理解。那麼，周圍的人可以如何協助亞斯人呢？這就是本章接著要解釋的重點。

首先，亞斯人普遍無法理解曖昧的指示與抽象的表現。所以，給予工作指示時，請具體說明內容。比方說，不要告訴他們，「這份資料請比照你昨天做的那份資料那樣整理好，傍晚前給我！」這種說法會讓亞斯人不知所云。

同樣的任務，換成具體的指示：「今天下午五點前，請將這份資料的數據做成表格以後交給我。」這樣就明白多了。如果附上現有的參考樣本、作業工程圖等，有助於具體說明的輔助資料，傳達效果會更準確。

此外，用書面條列指示，或是將指示內容郵寄到電子信箱，方便他們萬一中途陷入混亂或記憶不明時，可以隨時回過頭去查詢書面指示，這對亞斯人來說很受用。

要求亞斯人作筆記，並且陪他們一同確認筆記內容，也是個好方法。對亞斯人來說，「視覺訊息」比較能夠增強記憶。

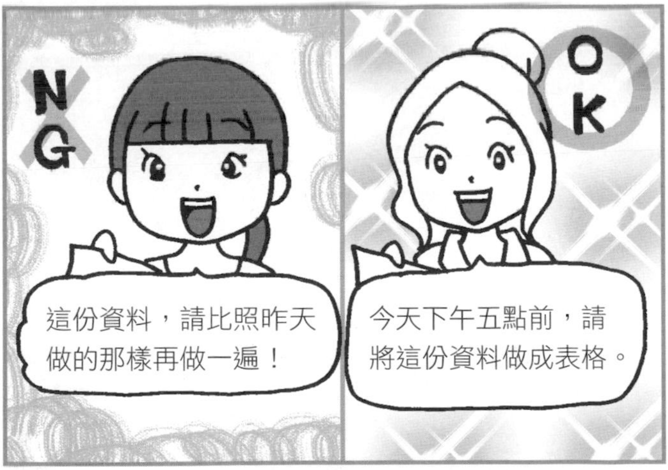
NG
這份資料，請比照昨天做的那樣再做一遍！
OK
今天下午五點前，請將這份資料做成表格。

亞斯人不懂何謂心領神會，請不厭其煩的具體說明細節。

Chapter 5

為傳話或指示留下書面記錄

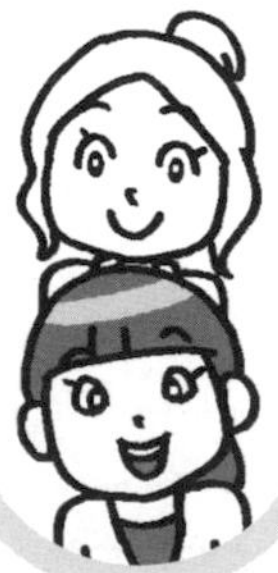

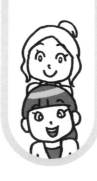

視覺信息最有助於亞斯人的理解力

亞斯人是「Visual Thinker」（圖像思考型人），也就是偏重「眼睛看到的訊息」。他們對耳朵聽到的訊息印象比較薄弱，用眼睛看就容易理解得多。

比方說，用電子郵件條列問題與改善要點給他們，會比口頭提醒他們，更讓亞斯人印象深刻，也容易理解。多數亞斯人都不擅長一面開會一面寫筆記摘錄要點，所以和他們溝通的時候，以書面記錄或是寫成電子郵件傳送，會是好方法。

小組討論或會議以後，拿整理好的書面記錄向他們說明，可以協助他們進入狀況。這麼做雖然多了一道手續，但是能夠保證他們正確理解訊息，也可以共享彼此的討論內容。

容易粗心大意的亞斯人，若能養成書寫待辦事項清單、隨身物品清單的習慣，就可以省去上司、同事必須經常對他們耳提面命、一再提醒的麻煩。同理，工作事項如果也比照辦理，先羅列清單，完成後一一刪除，對他們來說無疑是很好的工作管理辦法。

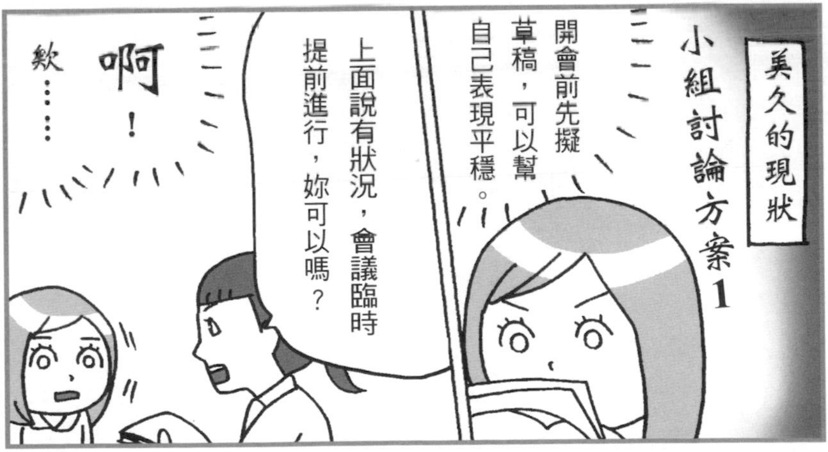
美久的現狀
小組討論方案1
開會前先擬草稿，可以幫自己表現平穩。
上面說有狀況，會議臨時提前進行，妳可以嗎？
啊！
欸……

類似這樣的突發狀況，可以用書面通知時間變更，然後陪伴亞斯人一同思考如何調整時間表。

Chapter 5

陪伴推衍可能的結果

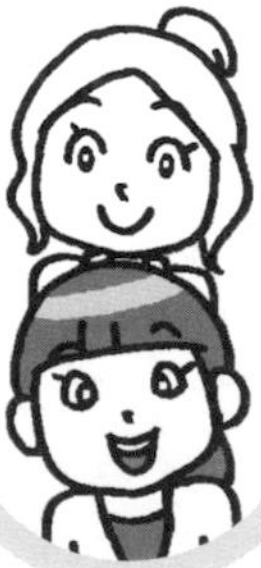

將時間表與工作順序做視覺化管理

事先陪伴亞斯人一同規劃時間表，可以提升他們的工作效率。

哪怕是一般人認為顯而易懂的事，對亞斯人來說都可能理解困難，所以無論是工作計畫、各項作業工程、工作進度的優先順序等，都應盡可能製作成時程表，或加以表格化，協助亞斯人一目了然。像這樣，將事前規劃化為具體可見的形式，做為共享的訊息，能幫助亞斯人進入狀況。

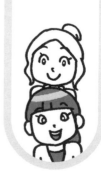

此外，諸如訪客接待等一般業務，也應事先做好充分準備，像是擬定標準作業流程，或是在事務櫃抽屜貼上分類標籤等，盡可能將所有工作加以

視覺化管理，在亞斯人慌亂無助的時候，就能派上用場。

這些作業雖然需要耗費一些功夫，但可以幫助亞斯人工作順利、發揮實力，對職場而言，也是一股不容小覷的戰鬥力。

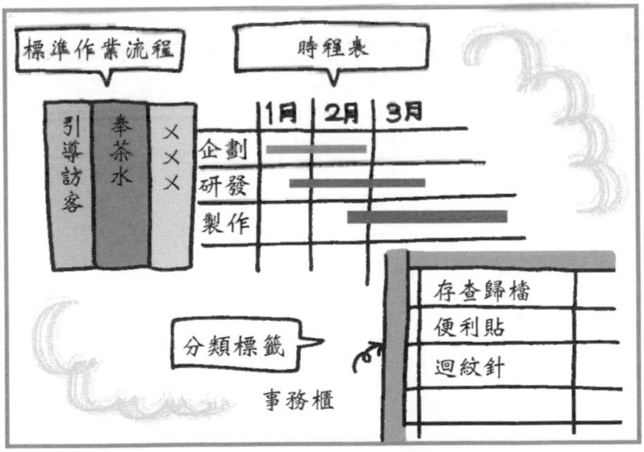

亞斯人最重視「視覺化訊息」，請陪伴他們一一擊潰各種可能造成他們陷入慌亂的潛在危機。

亞斯人小知識 5

協助亞斯人的
五大構想清單

讀到這裡，你的腦海中是否浮現出周邊的某些人，可能有亞斯特質？

他們如果因為自己的亞斯特質，而在生活中遭遇挫折，請不吝伸出你的援手，不著痕跡的這樣協助他們。

● **事先知會**

亞斯人面臨新的工作場所或新任務，會感到強烈不安，請事先為他們做必要安排。

● **翻譯解說**

對亞斯人來說，團體討論的內容或許不容易理解，你可以扮演中間橋梁的角色，用他們能懂的方式再次解說。

● **用稱讚取代大聲斥責**

遭受斥責會讓亞斯人極度沮喪，和他們說話時不要情緒用事，請冷靜提醒他們，同時讚賞他們的能力。

● **說話心平氣和**

大聲說話或忽然搭訕，都可能讓亞斯人受到驚嚇。請盡量用平穩的語氣和他們說話。

● **不碰觸肢體**

有的亞斯人非常排斥肢體接觸，哪怕是輕拍肩膀的動作，對他們來說都難以忍受。因此在表示親暱時，還是避免碰觸肢體為好。

後記

亞斯伯格症是可以改善的！

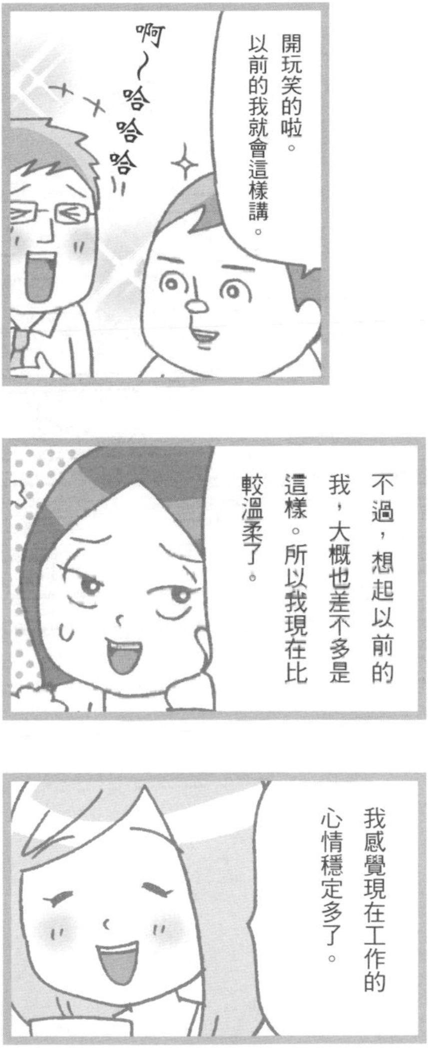
開玩笑的啦。以前的我就會這樣講。
啊～哈哈哈
不過，想起以前的我，大概也差不多是這樣。所以我現在比較溫柔了。
我感覺現在工作的心情穩定多了。

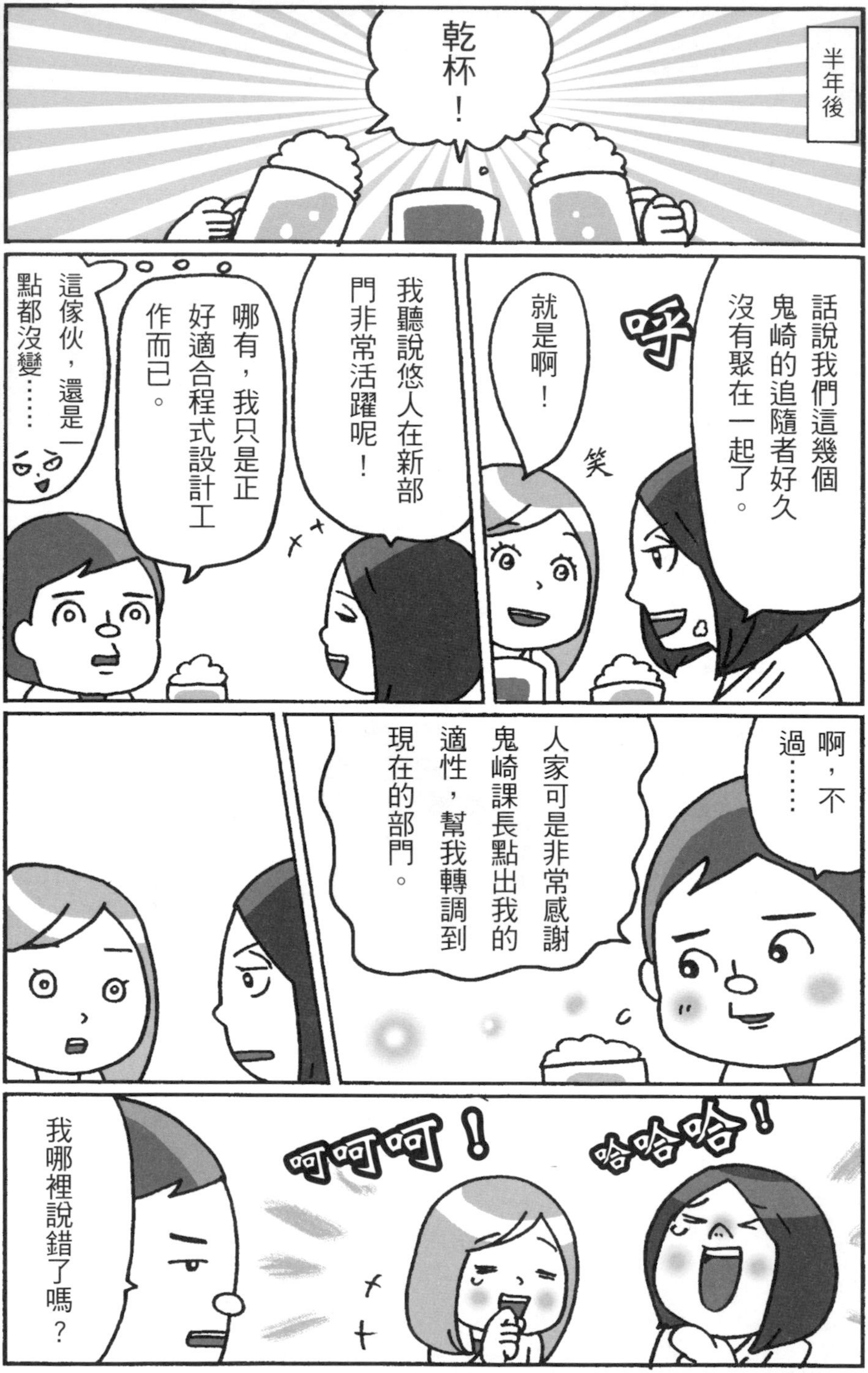
半年後
乾杯！
話說我們這幾個鬼崎的追隨者好久沒有聚在一起了。
呼
就是啊！
笑
我聽說您人在新部門非常活躍呢！
哪有，我只是正好適合程式設計工作而已。
這傢伙，還是一點都沒變……
啊，不過……
人家可是非常感謝鬼崎課長點出我的適性，幫我轉調到現在的部門。
哈哈哈！
呵呵呵！
我哪裡說錯了嗎？

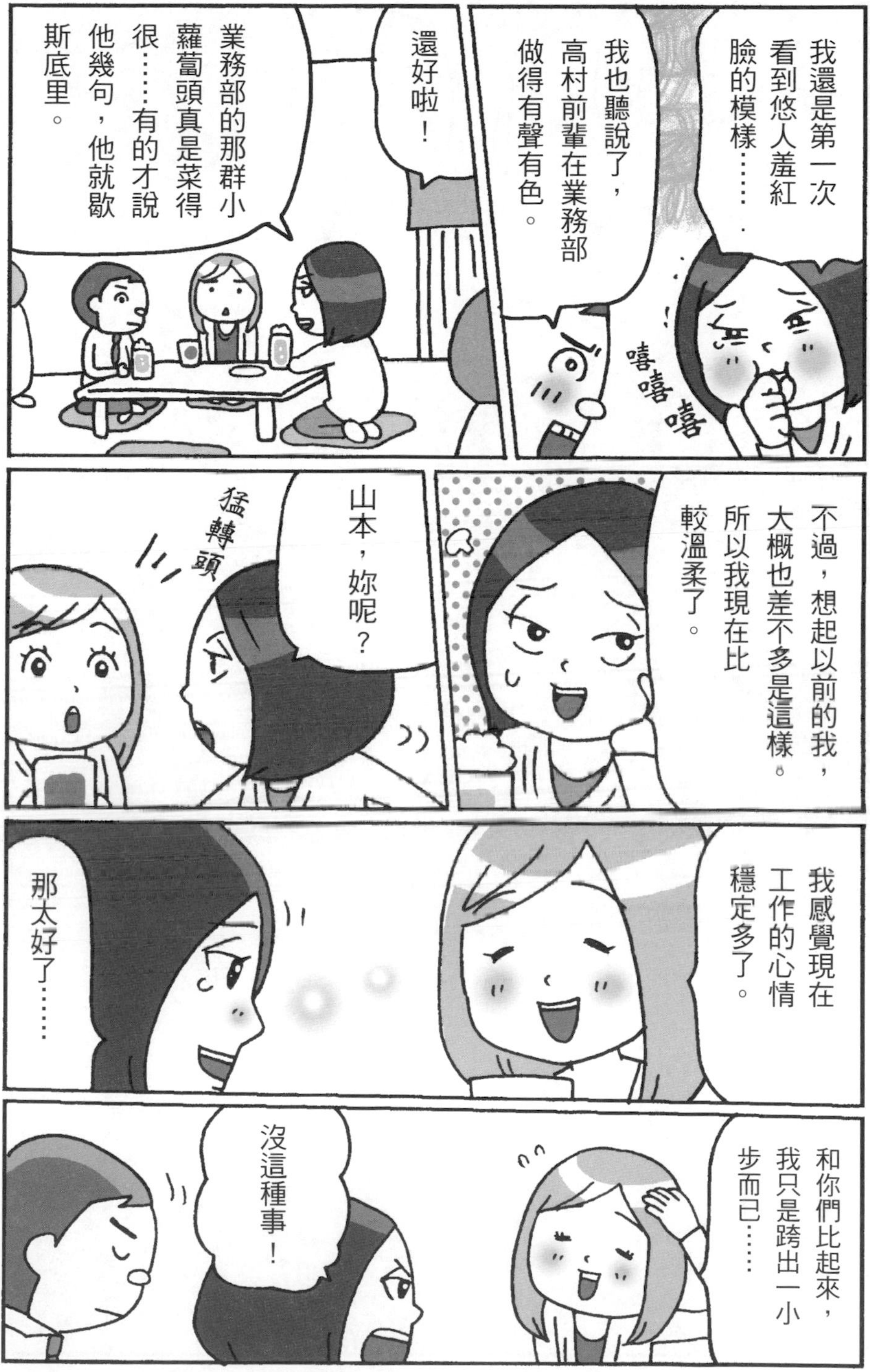
我還是第一次看到悠人羞紅臉的模樣……
嘻嘻嘻
我也聽說了，高村前輩在業務部做得有聲有色。
還好啦！
業務部的那群小蘿蔔頭真是菜得很……有的才說他幾句，他就歇斯底里。
不過，想起以前的我，大概也差不多是這樣。所以我現在比較溫柔了。
山本，妳呢？
猛轉頭
我感覺現在工作的心情穩定多了。
那太好了……
和你們比起來，我只是跨出一小步而已……
沒這種事！

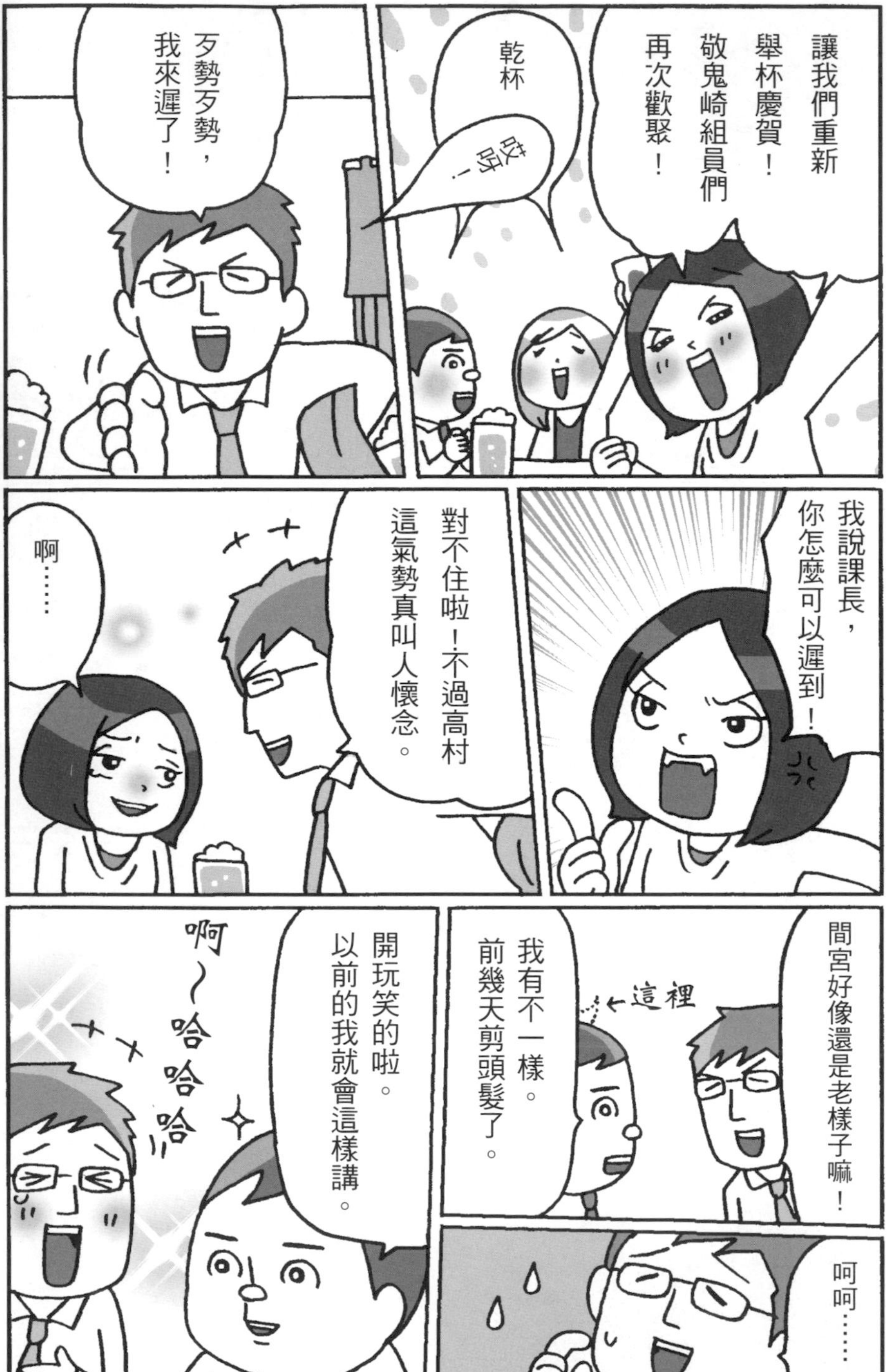
讓我們重新舉杯慶賀！敬鬼崎組員們再次歡聚！
乾杯
哎呀！
歹勢歹勢，我來遲了！
我說課長，你怎麼可以遲到！
對不住啦！不過高村這氣勢真叫人懷念。
啊……
間宮好像還是老樣子嘛！
這裡
我有不一樣。前幾天剪頭髮了。
呵呵……
開玩笑的啦。以前的我就會這樣講。
啊～哈哈哈

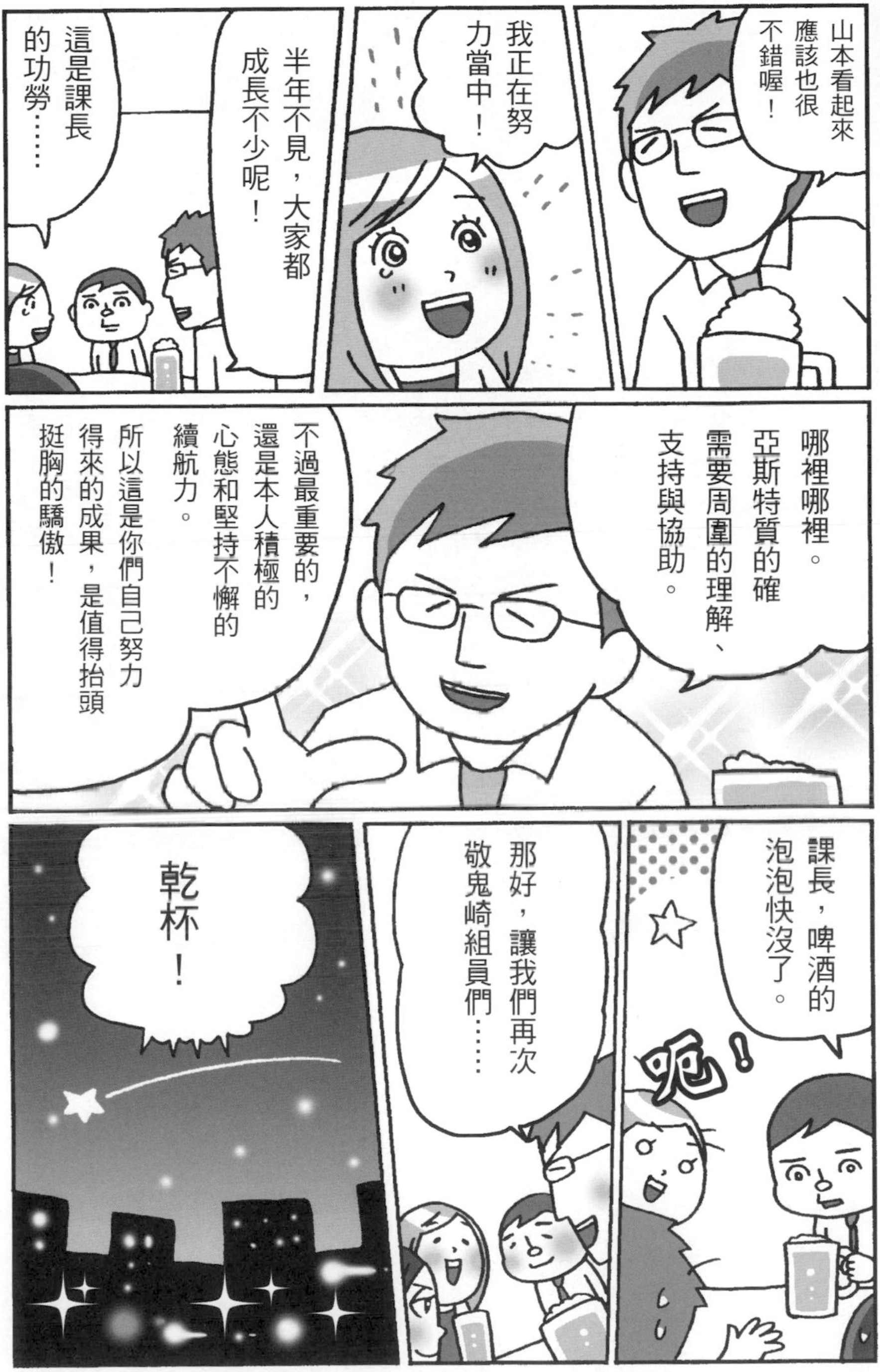
山本看起來應該也很不錯喔！
我正在努力當中！
半年不見，大家都成長不少呢！
這是課長的功勞……
哪裡哪裡。亞斯特質的確需要周圍的理解、支持與協助。
不過最重要的，還是本人積極的心態和堅持不懈的續航力。所以這是你們自己努力得來的成果，是值得抬頭挺胸的驕傲！
課長，啤酒的泡泡快沒了。
呃！
那好，讓我們再次敬鬼崎組員們……
乾杯！

參考文獻

- 《大人の発達障害：アスペルガー症候群・ADHD シーン別解決ブック》主婦之友社 / 司馬理英子 (著)
- 《よくわかる大人のアスペルガー》主婦之友社 / 梅永雄二 (監修)
- 《大人のアスペルガー 自閉症スペクトラム障害 ビジネスシーン別 会話メソッド》主婦之友社 / 司馬理英子 (著)
- 《シーン別アスペルガー会話メソッド - 日本初！コミュニケーション力がぐんぐん身につく》主婦之友社 / 司馬理英子 (著)
- 《真っ先に読むアスペルガー症候群の本 - いじめられない、仲間はずれにされない子に育てる》主婦之友社 / 司馬理英子 (著)
- 《仕事＆生活の「困った！」がなくなる マンガでわかる　私って、ADHD 脳 !?》大和出版 / 司馬理英子 (著)、鹽崎忍 (插畫)

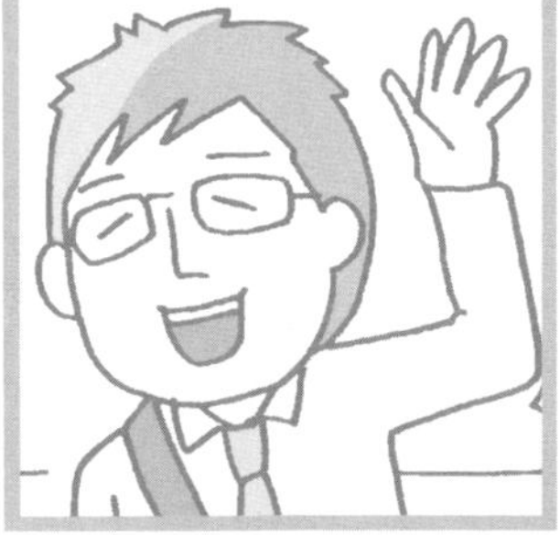

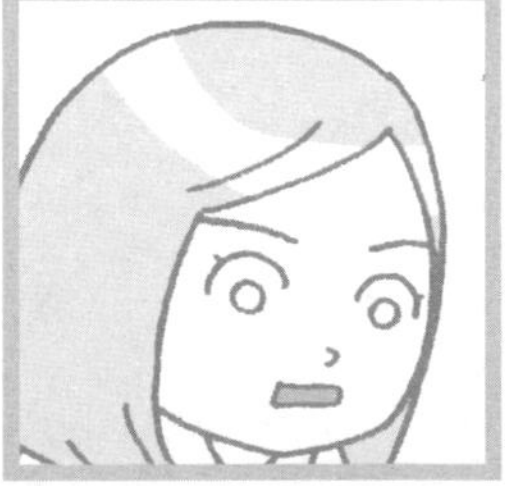

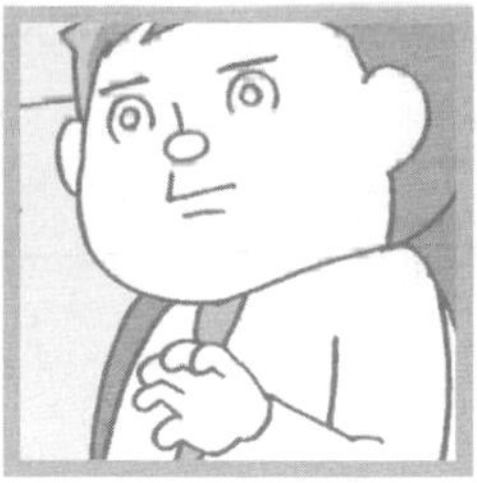

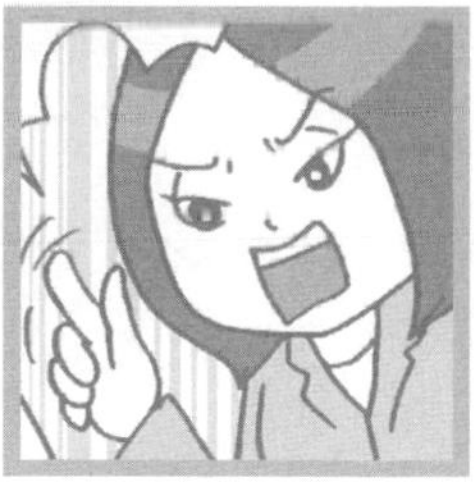

※ 本書內容純屬虛構，與任何真實人物、團體等皆無關係。書中人物以常見亞斯伯格症候群之典型人物特徵為角色範本。
鬼崎課長並非每一家企業都可見的人物，書中的企業文化也並非處處可見的企業標準，還請讀者留意。

獻給：不想當邊緣人的你！

發揮亞斯特質，在職場、情場化阻力為助力的輕鬆小心機

作　　者：司馬理英子
漫　　畫：ふじいまさこ
譯　　者：胡慧文
特約編輯：黃信瑜
圖文整合：洪祥閔
選　　書：莊佩璇
責任編輯：謝宜芸
編輯顧問：洪美華

出　　版：幸福綠光股份有限公司／新自然主義
地　　址：台北市杭州南路一段 63 號 9 樓
電　　話：(02)2392-5338
傳　　真：(02)2392-5380
網　　址：www.thirdnature.com.tw
E-mail：reader@thirdnature.com.tw
印　　製：中原造像股份有限公司
初　　版：2019 年 7 月
郵撥帳號：50130123 幸福綠光股份有限公司
定　　價：新台幣 300 元（平裝）

ISBN　978-957-9528-50-4
總經銷：聯合發行股份有限公司
新北市新店區寶橋路 235 巷 6 弄 6 號 2 樓
電話：(02)2917-8022　傳真：(02)2915-6275

獻給：不想當邊緣人的你！發揮亞斯特質，在職場、情場化阻力為助力的輕鬆小心機／司馬理英子作；胡慧文譯 . -- 初版 . -- 臺北市：幸福綠光，2019. 07
面；　公分

ISBN 978-957-9528-50-4(平裝)

1. 自閉症 2. 亞斯伯格症
415.988　108008891

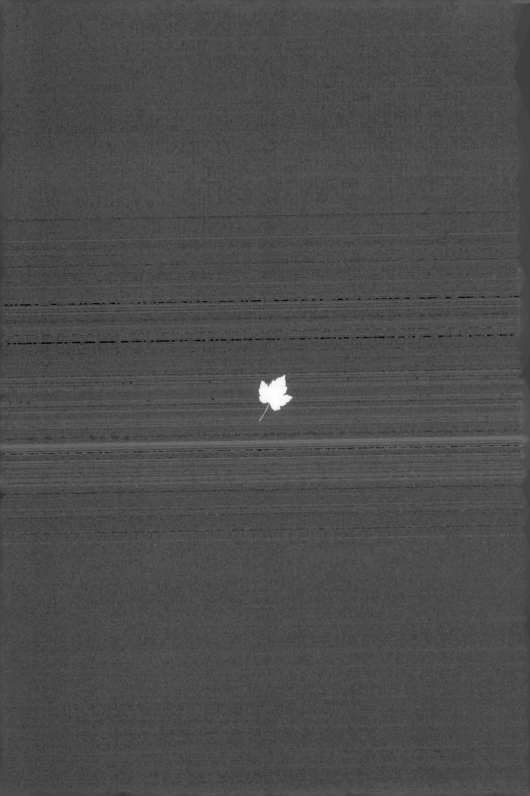

BOOK

新自然主義

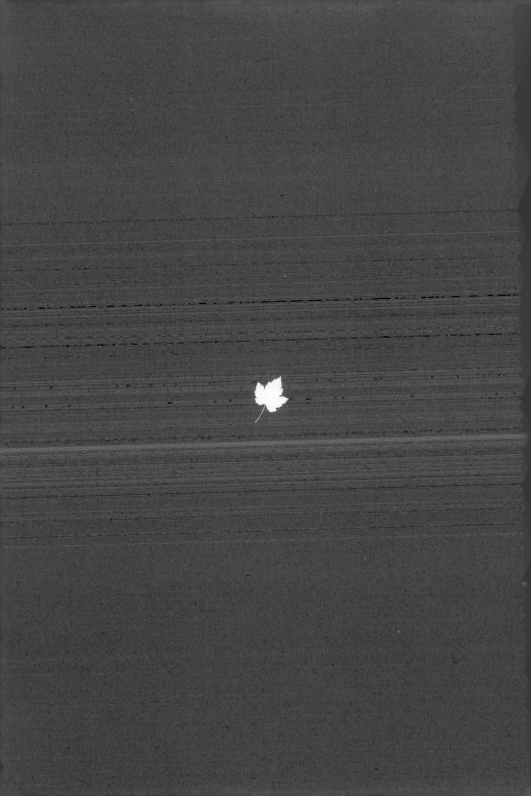

BOOK

新自然主義